国家癌症中心肿瘤专家答疑丛书

应对胃癌专家谈

YINGDUIWEIAI ZHUANJIATAN

袁兴华 主编

U0316267

中国协和医科大学出版社

图书在版编目（CIP）数据

应对胃癌专家谈／袁兴华主编. —北京：中国协和医科大学出版社，
2013.10

（国家癌症中心癌症专家答疑丛书）

ISBN 978-7-81136-938-0

Ⅰ. ①应… Ⅱ. ①袁… Ⅲ. ①胃癌-诊疗 Ⅳ. ①R735.2

中国版本图书馆 CIP 数据核字（2013）第 178066 号

国家癌症中心肿瘤专家答疑丛书

应对胃癌专家谈

主　　编：袁兴华
责任编辑：吴桂梅　李　宜

出版发行：**中国协和医科大学出版社**
　　　　　（北京东单三条九号　邮编100730　电话65260378）
网　　址：www.pumcp.com
经　　销：新华书店总店北京发行所
印　　刷：北京佳艺恒彩印刷有限公司

开　　本：700×1000　1/16开
印　　张：15.25
字　　数：162千字
版　　次：2014年4月第一版　　2015年8月第二次印刷
定　　价：29.80元

ISBN 978-7-81136-938-0

国家癌症中心肿瘤专家答疑丛书

编辑委员会

顾　问：

陆士新　孙　燕　程书钧　詹启敏　赫　捷　林东昕
殷蔚伯　余子豪　储人同　唐平章　赵　平　王明荣
王绿化　程贵余　周纯武　乔友林　孙克林　吕　宁
李　槐　李长岭　齐　军　徐震纲　孙　莉　吴　宁
吴健雄　李晔雄　王贵齐

丛 书 主 编：

董碧莎

丛书副主编：

马建辉　王子平　王　艾　徐　波　于　雷

分 册 主 编（按姓氏笔画排序）：

万经海　于胜吉　马建辉　王子平　王成锋
王晓雷　石远凯　吴令英　吴跃煌　寿建忠
张海增　李正江　李　斌　易俊林　徐兵河
袁兴华　高树庚　蔡建强

策 划 编 辑：

张　平

国家癌症中心肿瘤专家答疑丛书

应对胃癌专家谈

主　编：袁兴华

副主编：张弘纲　金　晶　王贵齐

编　者（按姓氏笔画排序）：

王　力	王　铸	王　燕	王　鑫	王子平
王珊珊	王贵齐	王海燕	王懋杰	车轶群
丛明华	冯　强	叶霈智	田爱平	乔友林
刘　炬	刘　敏	刘　鹏	刘跃平	吕　宁
孙　莉	朱　宇	毕新刚	许潇天	闫　东
齐　军	吴　宁	吴秀红	吴宗勇	吴晓明
张月明	张弘纲	张海增	张燕文	李　宁
李　槐	李树婷	李峻岭	李彩云	李喜莹
杨宏丽	周冬燕	易俊林	郑　容	郑朝旭
金　晶	姚利琴	宣立学	赵方辉	赵东兵
赵京文	赵国华	赵维齐	钟宇新	徐　波
徐　泉	徐志坚	耿敬芝	聂红霞	袁正光
袁兴华	郭春光	高　佳	黄　帅	黄初林
黄晓东	彭　涛	董莹莹	董雅倩	蒋顺玲
韩彬彬	魏葆珺			

序

　　近些年来，随着我国的城镇化和人口老龄化不断加快，"癌症"这个词汇越来越频繁地出现在各种媒体，成为大众关注的话题。据统计，从世界范围来看，癌症发病率约以年均3%左右的速度递增，现已成为人类第一位死因。《2012中国肿瘤登记年报》统计，我国每年新发癌症病例350万，约250万人被癌症夺去生命。今后10年，中国的癌症发病率与死亡率仍将继续攀升。癌症耗费了大量的卫生资源，给整个社会造成了巨大的压力，也给癌症患者和家庭带来了身体上和精神上的痛苦以及沉重的经济负担。由于大多数晚期癌症疗效欠佳，所费不菲，这使得大众误以为所有的癌症都难以治愈且代价高昂，由此对癌症产生了恐惧心理。然而事实上并非如此，国际抗癌联盟（UICC）2010年发表的研究结果，1/3的癌症是可以预防的，1/3的癌症是可以治愈的。如果能做到积极预防、及早发现、规范治疗，大多数癌症是有希望治好的。

　　在这场人类与癌症之间展开的没有硝烟的战斗中，仅仅凭借医务人员的努力是远远不够的。作为抗击癌症的主力军，医务人员不仅需要在治疗病患方面尽心竭力，还要将正确的抗癌知识通过各种形式的科普宣传与社会各界所有关心抗癌事业的人士分享，让更多的人正确的认识癌症。要将全社会各个层面的医疗活动的参与者都吸引到这个抗击癌症的队伍中来，政府、社会、防治机构、医务人员、研究人员、患者和家属，以及各界的热心人士携手并肩，汇聚力量，共同抗击癌症。

　　中国医学科学院肿瘤医院作为国家癌症中心的依托机构，拥有专业的医疗团队和先进的医疗水平，在肿瘤预防、肿瘤研究、早诊早治、多学科综合治疗等领域都做了大量的工作，取得了很多成绩。中国医学科学院肿瘤医院很早就认识到肿瘤防治需要社会的广泛参与，认识到防癌科普宣传的重要意义，长期以来不遗余力的通过报纸、电视、出版物、公益活动等多种形式普及癌症的防治知识。《国家癌症中心肿瘤专家答疑丛书》就是中国医学科学院肿瘤医院的名医专家们为大众奉献的一部内容新颖、形式生动的防癌科普丛书。

　　这部科普丛书涵盖了常见的 18 个癌种，通俗易懂、图文并茂，从癌症预防、研究到临床等多个不同角度深入浅出地解析肿瘤防治知识。充分体现了作者们传播健康生活方式、倡导正确防癌治癌的理念。希望广大读者能从中受益，拥有更加健康、更高质量的生活，享受更加美好的明天。

中国科学院院士

中国医学科学院肿瘤医院院长

2013 年 12 月

前　言

　　从全球发达国家癌症的发病规律中，我们看到癌症的发病率在一定阶段随经济的快速发展而呈增长趋势。在社会、人们给予普遍重视并采取相应措施之后，发病状况将逐渐趋缓。人类在攻克癌症的科学探索中取得的每一点进步，都将对降低癌症的发病率、提高癌症的治愈率起到不可低估的作用。我国目前正处在癌症的高发阶段，我们常常听到、看到以及周围的同事、亲友都有癌症发生，癌症离我们越来越近，癌症就在我们身边。癌症究竟是怎么回事，怎样才能减少患癌症的风险，得了癌症怎么办……，这些都是癌症患者、家属乃至大众问得最多的问题。为了帮助大家解除疑惑，了解更多相关知识，在癌症的治疗、康复和预防上给予专业性的指导，我们编写了这套丛书，希望能够协助患者、家属正确面对癌症，以科学的态度勇敢地与医务工作者共同战胜疾病。

　　《国家癌症中心肿瘤专家答疑丛书》（以下简称《丛书》）包括肺癌、胃癌、结直肠癌、肝癌、食管癌、膀胱癌、胰腺癌、淋巴瘤、肾癌、乳腺癌、宫颈癌、卵巢癌、鼻咽癌、下咽癌、喉癌、甲状腺癌、脑瘤、骨与软组织肿瘤等18种常见癌症，分为18个分册，方便读者选用。《丛书》以癌症的诊断、治疗、预防和康复为主线，介绍了癌症的临床表现、诊断、治疗方法、复查、预防与查体、心理调节以及认识癌症、病因的探究、如何就诊等相关内容。书后附有治疗癌症的案例供读者参考。书中内容均为当前在癌症预防、诊断、治疗、科研中的最新成果。例如，对一些癌症目前正在探索中的方法进行了客观的介绍；对于癌症的发生原因，也尽量将复杂的专业问题以简洁的语言呈现给读者。书中的观点、方法均以科学研究与临床实践为依据，严谨准确，坚决杜绝用伪科学引导、误导读者，帮助患者适时的选择治疗方法正确就医、康复。《丛书》中应读者需要还纳入了有关营养饮食、心理调节内容，在癌症的治疗康复中扩大了医疗之外的视野，提示患者和家属应更加关注合理的饮食和心理调节的重要性。为了更加贴近患者和家属，《丛书》采取了问答形式，读者找到问题便可以得到答案，方便读者使用。书后的"名家谈肿瘤"，是本书的另一特色，这些权威实用的科普内容，是专家们多年科学研究的成果和临床诊疗经验的总结，是奉献给读者的科普精粹。

　　《丛书》各册的主编都是长期工作在临床一线的医生，参加《丛书》撰写的作者都是活跃在本专业领域的中青年专家、业务骨干。部分资深专家也加入到编者行列，为了帮助癌症患者，普及科学知识，大家聚集在一起，在繁忙的临床科研教学工作中挤出时间撰写书稿。有的分册在编写前还向患者征集问题或将初稿送患者阅读修改。每本分册都是专家与读者的真诚对话，真心交流，字里行间流露出专家对读者的一片热忱、一份爱心。《丛书》的编写覆盖了肿瘤内科、外科、麻醉、诊断、放疗、病理、检验、药理、营养、护理、肿瘤病因、免疫、流行病学等肿瘤临床、肿瘤基础领域的专业知识，参编专家100余人。有些专家特为本书撰写的稿件已经可以自成一册，因为篇幅所限，只摘取了其中少部分内容。大家都有一个共同的心愿：为读者提供最好的读物。我们邀请肿瘤知名专家陆士新、孙燕、程书钧、黄国俊、屠规益、殷蔚伯、储大同、唐平章、赵平为《丛书》撰稿，他们都欣然同意，在百忙中很快将稿件完成。《丛书》是参与编辑人员集体的奉献。在书稿的编写出版过程中还有很多令人感动的故事，点点滴滴都体现了专家们从事医学科学的职业追求和职业品格，令人敬佩，值得学习。在此，对参加《丛书》撰写的专家、学者及所有人员表示衷心的感谢！还要特别感谢原中国科普研究所所长袁正光教授，从另一角度补上了癌症患者应如何对待死亡一页，为我们能够正视死亡、坦然面对死亡揭开了一层面纱。策划编辑张平同志，在18本《丛书》的组稿、修改、协调、联络全过程中发挥了中心作用，做出了重要贡献，在此对她表示感谢！

《丛书》作为科普读物还存在着许多不足，由于专家们希望为读者提供更多的专业知识，书中的内容、用语仍然偏专业些，为此在每册书的最后都列出了一些专业名词解释，有助于读者进一步学习相关专业知识，提高科学认知。

最后，希望《丛书》能够给予读者更多的帮助。患者在这里可以找到攻克癌症的同盟军，我们将共同努力，为战胜疾病、恢复健康而奋斗。作为科普读物，本书还有诸多不足，请广大读者给予指正。

丛书主编

国家癌症中心副主任

中国医学科学院肿瘤医院党委书记

2013年10月1日于北京

目 录

一、临床表现篇

二、诊断篇

三、治疗篇

六、 预防篇

七、 认识胃癌篇

八、肿瘤病因探究篇

一、临床表现篇

1. 什么叫临床表现？

临床表现是医学术语，常指患者因罹患某种疾病而导致机体发生的一系列异常变化。临床表现包括症状和体征两个方面。症状又称为自觉症状，是指在疾病状态下机体生理异常变化所引起患者的主观感受，是患者对病情的描述，如腹痛、腹胀、恶心、呕吐等。体征是指医生在检查患者时所发现的异常变化，并能被观察与测量，如高血压、心动过速、右下腹（阑尾点）压痛等。

2. 胃癌患者的典型症状和体征有哪些？

早期胃癌没有特异性的症状和体征，与其他上消化道疾病相似，早期胃癌患者仅感到上腹饱胀、嗳气、反酸、饭后隐痛等，难以引起足够重视。当胃癌进展到晚期，才可能出现一些典型的临床表现，例如厌食、呕吐、进食后疼痛、黑便、腹胀等。查体时可发现上腹压痛、上腹肿物、锁骨上淋巴结肿大、腹水等。

3. 早期胃癌患者有哪些临床表现？

早期胃癌是指病变局限且深度只累及黏膜层及黏膜下层的胃癌，不管是否伴有胃区域淋巴结转移。早期胃癌的临床表现并不明显，具有隐蔽性，缺乏特异性，可间断发生并长期存在。主要临床表现有上腹饱胀、隐痛、恶心、呕吐、嗳气、反酸、贫血、黑便、食欲不振等。一些良性病变如胃炎、胃溃疡等也可有上述表现，因此常不被患者所重视。但即便是良性病变，同样也有恶变的可能，因此，一旦发现有类似症状要及时就医，以便及时得到诊治。

4. 进展期胃癌患者有哪些临床表现？

进展期胃癌指癌组织侵透黏膜下层，进入肌层或已穿过肌层达浆膜者。其主要症状有腹痛，表现为无节律性，进食后仍不能缓解。如肿瘤侵犯胰腺被膜，则可出现持续性疼痛，并向腰背部放射；如溃疡穿孔则可引起剧烈疼痛甚至腹膜刺激征象；如癌组织侵蚀大血管可引起上消化道大出血（呕血）；部分患者由于胃酸减少，大便可呈糊状甚至腹泻。当肿瘤侵犯胃窦导致梗阻时会出现恶心、呕吐；当肿瘤侵犯胃底贲门还可引起下咽困难；如肿瘤出现肝门淋巴结转移或压迫胆总管还可出现黄疸。当肿瘤出现远处转移时还可出现相应的转移灶症状，肝转移时可触及肝肿大；淋巴结转移时，可在左锁骨上触及肿大的淋巴结；肛门指检时可发现坐骨直肠窝周围的**种植**转移结节等。晚期胃癌由于肿瘤的消耗和营养障碍可以出现贫血、消瘦、腹水、全身疲乏无力等症状。

5. 为什么胃癌患者在查体时首先要查锁骨上区域？

淋巴系统是某些癌症转移的主要途径之一。中、晚期癌症患者临床表现较明显的就是淋巴结肿大，即癌细胞脱落后进入淋巴管内并在淋巴结生长。胃癌细胞扩散时经由胃淋巴管、腹腔淋巴结、乳糜池、胸导管到左锁骨上淋巴结，从而引起淋巴结肿大。因此，有经验的肿瘤科医生可以通过检查左侧锁骨上淋巴结有无肿大来判断胃癌患者的诊断和分期。

6. 出现了腹水是否胃癌已经到了晚期？

正常人腹腔内液体的标准大概在 100ml 左右，主要对脏、壁层腹膜起润滑作用。如果腹腔内的液体存在过多的话，临床上就称为腹水。腹水可由多种疾病引起，胃癌患者出现腹水多是由于肿瘤转移到腹膜引起，称为恶性腹水，且量大、不易被控制。胃癌患者出现恶性腹水是疾病进一步恶化的表现，提示肿瘤已经到了晚期。但某些胃癌患者由于进食差，营养摄入不足，也可因营养不良出现腹水，被称为营养不良性腹水。这类患者通过增加蛋白等营养摄取即可使腹水消除。还有一些合并肝炎、肝硬化的患者也可出现腹水。因此，患者在出现腹水时，应进行相关检查以确定腹水的性质。

7. 胃痛是不是得胃癌了？

胃痛是一种非特异性症状，很多原因都可以引起胃痛，如胃炎、胃溃疡、十二指肠溃疡等，当然也包括胃癌。单凭胃痛的症状不能断定为患了胃癌。了解疼痛的性质、诱因、持续的时间、与饮食的关系、有无恶心、呕吐等因素对疾病的诊断有极大的帮助。如果疼痛持续存在，建议到医院接受相关检查以明确病因。另外，还有一些所谓的"胃痛"不一定是胃部的病变，可能是肝、胆、膈肌、胰腺甚至是心脏的原因。因此，出现胃痛千万不要主观认为自己得了胃癌，最好的办法是到医院接受相关的检查以明确诊断。

8. 最近胃口不好、体重减轻、乏力，是不是得癌症了？

任何导致消化功能异常的疾病都可以出现胃口不好、体重减轻等症状，某些胃肠道疾病如慢性萎缩性胃炎可以出现食欲不振、进食减少及体重下降。另外引起消瘦的疾病还有内分泌疾病如糖尿病、甲状腺功能亢进等，这些都属于非器质性疾病。对于短期内体重下降明显、厌食、乏力的患者则需要排除消化系肿瘤如胃癌、肠癌等，做胃镜、肠镜等检查即可明确诊断。

9. 胃溃疡行胃切除术 10 年，最近胃痛、腹胀，是溃疡复发了吗？

胃溃疡手术一般只切除胃的 2/3，切除后残胃得癌的可能性是存在的。产生残胃癌的原因主要是由于胃切除后，胃丧失了正常的幽门功能，十二指肠内的胆汁和胰蛋白酶等能溶解黏膜上皮细胞，加速细胞分裂，从而破坏胃黏膜的屏障作用，致使致癌物渗入到细胞内，引起糜烂、出血、溃疡、萎缩，后逐步演变成癌。临床资料表明，胃切除术后，患胃癌的比例为 1%～11%，医生们将它称为残胃胃癌，简称残胃癌，一般发生在手术后 5～10 年。胃切除 5 年后如果出现下述症状则应警惕：①上腹部饱胀、疼痛，消化不良，食欲减退，经药物治疗无效；②不明原因的消瘦或贫血；③上消化道少量出血，大便隐血试验持续阳性，经药物治疗无好转。怀疑有残胃癌者，应去医院做胃镜检查及细胞学或病理检查，如诊断明确应尽早治疗。

二、诊断篇

10. 诊断胃癌有哪些方法？

根据治疗目的，胃癌诊断方法分为组织学诊断和影像学诊断。胃镜检查是目前获得癌组织的主要方法，除直视下观察病变部位、大小、范围，还可通过**活检**获得病变标本，明确胃癌的组织学诊断。影像学诊断方法包括上消化道造影（俗称钡餐）、腹部超声、内镜超声、腹盆腔 CT、MRI 和 PET-CT 等检查。此外，血清肿瘤标志物也是评估胃癌病情的重要参考，常用标志物有 CEA、CA724 和 CA19-9 等。通过上述系列检查，医生才能对胃癌的疾病状况获得详细而全面的了解，为下一步治疗奠定基础。

11. 有哪些简便易行的诊断胃癌的方法？

如前所述，诊断胃癌的金标准是胃镜检查。其他无创性检查，如胶囊内镜、上消化道造影、CT 检查等，尽管相对简便，患者也没有明显痛苦，但诊断敏感性却难以令人满意。

12. 超声检查对胃癌诊断有何意义？

胃是一个**空腔脏器**，经常充满气体、液体，严重干扰超声对胃腔病变的观察。所以腹、盆腔超声并不是诊断胃癌的直接手段。但超声对实质性脏器转移和淋巴结转移则较为敏感。医生可以通过超声探查肝脏、脾脏、胃周围淋巴结以及盆腔附件，来排除胃癌是否发生转移。

13. CT 检查对胃癌的诊断有何帮助？

腹部、盆腔 CT 是最常用的胃癌检查手段，相当于医生的眼睛，透视体内的病变情况，帮助判断肿瘤的部位、范围、浸润深度、周围淋巴结是否受累、有无远处转移等情况。近年，随着64 排螺旋 CT 的广泛应用，CT 扫描可以获得更多的解剖信息。同时，通过后期的血管成像，能够模拟出胃周围血管的走行，在术前就可以准确评估胃癌的可切除性。

14. MRI 检查对胃癌的诊断有何帮助？

MRI 对软组织分辨率高，具有多平面、多参数成像的能力，且血管的"流空效应"无需造影剂即可区分淋巴结与血管，因此 MRI 具有潜在的术前分期优势。研究显示，MRI 对胃癌 T 分期高者术前分期较为准确。表现为特征性的瘤体及邻近器官间低信号脂肪带消失。但是，由于 MRI 扫描时间过长，胃蠕动及呼吸所带来的图像伪影（虚假的影像，易造成诊断上的失误）仍是当前 MRI 准确分期的瓶颈。

15. CT/MRI 检查为什么要做增强扫描？

生物学行为上，肿瘤细胞较正常细胞血流丰富，以获得足够的能量，快速生长。人们利用这个特性，在 CT/MRI 检查前注射某些特殊药物，这些药物将在短时间内迅速聚集在肿瘤组织内，从而容易辨别肿瘤细胞与正常组织的差别，这种扫描方式称为增强扫描。所以，尽管不同解剖结构在普通扫描中没有差异，但由于血流供应模式的不同，在增强扫描下将出现明显区别。因此，增强扫描对发现肿瘤非常重要。

16. 进行胃镜、CT、造影等检查需要 1~2 周的时间，是否会造成治疗延误，引起肿瘤扩散？

根据肿瘤的生长速度来推定，数周时间并不会对肿瘤的治疗产生"质"的影响。医学上常用倍增时间来衡量肿瘤的生长速度。所谓倍增时间是指肿瘤数量增加一倍所需要的时间。不同肿瘤的倍增时间差别较大，例如结肠癌需要 90 天左右数量才能增加一倍。所以，治疗肿瘤并没有达到急不可待的程度。同时，多数肿瘤患者年龄较大，常伴有一些影响手术安全的器质性疾病，加之胃癌的治疗与术前分期密切相关，所以，术前完善的检查对患者的整体治疗至关重要。这就是所谓"好的开始等于成功的一半"。既往在病情不够清楚的情况下，就盲目、仓促地开始不恰当的治疗，最终造成患者治疗失败的例子并不少见。这些教训提示我们，作为患者及家属，应对肿瘤治疗保持健康的心态，平和地去面对，否则恰如其反。作为医生，也要遵循正常的诊疗常规，在提高疗效的同时避免人为失误。

17. 术前检查发现胃癌没有扩散，实际情况是否真能如此？

多数情况下，术前评估与术中所见是相符的，但个别病例会存在出入。胃癌具有腹膜播散、肝脏转移和区域性淋巴结转移的倾向，这些因素直接影响手术方案的制订和治疗效果。举例来说，如果肿瘤仅局限于胃，没有淋巴结转移，则手术治疗就可能完全根除病变，达到治愈的目的。而一旦发生淋巴结转移，尽管手术方案相同，但理论上，肿瘤此时已具备远处播散的能力，可能已经超出手术范围了。此时，肿瘤分期就增加了。由于目前影像学诊断能力还存在局限，多层螺旋CT也无法准确发现小于1cm的病变。所以，即便进行了充分的术前检查，也难以发现诸如腹膜、肝脏的微小转移。因此，准确的疾病分期往往需要通过手术探查，甚至术后病理检查结果才能最终确定。

18. 胃癌患者是否需要做 PET-CT 检查?

PET-CT 利用肿瘤细胞特殊的糖代谢特点显示病变，因此是一种功能性成像，敏感性高。但现在**假阳性**率还比较高，且价格昂贵，所以并不适合作为胃癌的初步检查方法，主要作为常规影像学检查的补充。而对新辅助化疗后的胃癌患者，有时做 PET-CT 是有价值的。因为个别患者在化疗过程中可能出现远处转移病灶，此时 PET-CT 的结果将决定手术治疗的意义和效果。

19. 什么是"钡餐"检查？上消化道造影在胃癌诊断中的意义是什么？

"钡餐"是人们对"上消化道造影"检查的俗称，即患者口服钡剂，在 X 线透视下观察食管、胃的形态、运动，进而诊断疾病的方法。上消化道造影作为一种无创检查，易被患者接受。对判断胃癌病变的位置和范围非常重要，有助于确定手术范围的大小。

20. "钡餐"检查有禁忌证吗？

某些情况下，不适合进行钡餐检查，如活动性消化道出血、消化道不全梗阻、怀疑胃肠道穿孔和急性腹膜炎。重度腹水、全身状态极差、心肺功能衰竭无法耐受检查者，也不适合做钡餐检查。

21. 哪些情况需要进行钡餐检查？

①怀疑食管、胃肠病变时，如怀疑胃癌、胃溃疡、胃憩室等；②普查胃癌，如高发地区或高危人群的普查；③治疗后复查，如胃癌术后随诊有无复发，溃疡病治疗后复查是否治愈等；④观察周围组织器官病变对胃肠道的影响。

22. 钡餐检查前患者需要做什么准备？

钡餐检查前需要患者做以下几项准备：①检查前 12 小时禁食、禁水，以保证胃内干净和分泌物减少；②最好检查前晚口服缓泻剂，减少肠内积气对显影的干扰；③检查前 12 小时停用影响胃肠功能的药物；④检查时携带有关病历和既往拍摄的 X 线片供医生参考。

23. 为什么要对胃癌分期？

很多肿瘤的疾病过程都比较复杂，包括胃癌在内，笼统的"胃癌"诊断无法明确反映疾病发展的状态。例如，医生表述的早期胃癌实际上既可能没有淋巴结转移，也可能已经发生淋巴结转移，其预后却完全不同。由于表述不清，没有统一的标准，医生间也无法进行有效的交流和沟通。因此，人们约定采用统一的分类方法，以保证大家所描述的病情是统一、一致的。当前，中国、美国及世界上的多数国家都采用美国癌症联合会（AJCC）的 TNM 分期标准对恶性肿瘤疾病进行分期。

24. 什么是 TNM 分期？

T 是指原发肿瘤（tumor），N 是指是否伴有区域淋巴结（lymph nodes）转移，M 是指是否有远处转移（metastasis）。国际抗癌联盟和美国癌症联合委员会都建议可以根据肿瘤在三个方面的评价结果对恶性肿瘤进行分期。该分期系统包括影像学检查评价结果判定的临床分期和依据手术后病理检查结果评定的病理分期。每隔 6~8 年对其分期标准进行一次修订，现在应用的是

2009 年第 7 版。

25. 什么是临床分期?

　　根据首次治疗前的检查资料进行的肿瘤评价称为临床分期。这些检查资料包括体格检查、影像学检查、内镜检查、组织**活检**和手术探查等。临床分期在进行任何正式治疗前就应确定下来,并且不根据随后所获得的临床检查结果再进行改动。在肿瘤治疗中,临床分期对选择和评价初次治疗方案十分重要。

26. 什么是病理分期?

　　病理分期是通过手术切下来的肿瘤标本进行病理组织学检查,证实肿瘤的侵袭范围,并结合术前影像学检查做出的分期。病理分期是对临床分期的进一步确认,如果临床分期与病理分期有差异,则以病理分期为准。病理分期确定了肿瘤的侵袭范围,是制订术后治疗方案的基础。如果病理检查发现肿瘤侵及淋巴结、邻近器官等,提示手术后容易出现局部复发或远处转移,因此,医生一般会考虑手术后加用化疗、放疗等。当然,也可以根据病理分期的结果,大致推断治愈率的高低,医生同时根据病理分期建议患者治疗后需要采取的**随访**方案等,病理分期的标准与临床分期标准是一样的。

27. 什么是早期胃癌?

　　早期胃癌是指癌组织局限于胃黏膜和黏膜下层,不论其面积大小,也不考虑其有无区域淋巴结转移。癌病变厚度局限于黏膜层的腺癌又被分为小黏膜癌（<4cm）和表浅癌（>4cm）。一般来说，多数早期胃癌的**预后**较好。由于早期胃癌仅与肿瘤浸润深度相关，未包括淋巴结转移、远处转移等情况，不代表全面评估肿瘤，所以"早期胃癌"有时不是真正的"早期"胃癌。因此，对于这个医学名词的正确理解不要望文生义，还应与您的主治医生进行充分交流。

28. 如何发现早期胃癌？

临床上胃癌患者并没有典型的特异症状，早期诊断主要依靠影像学检查。在各种检查中，胃镜检查是诊断早期胃癌的最有效手段。早期胃癌是指肿瘤局限于黏膜及黏膜下层，未侵及肌层，不论肿瘤的大小。所以，部分早期胃癌仅表现为胃黏膜的浅表糜烂、小溃疡和浅表隆起，此时做上消化道造影、CT检查，是很难发现这些微小病变的。而对于经验丰富的内镜医生而言，这些形态上的细微改变在具有放大效应的胃镜下却很容易被发现，所以建议早期胃癌患者首先做胃镜检查。

29. 特殊型早期胃癌包括哪些类型？

根据生物学特点，早期胃癌可以分为以下几种特殊类型：①一点癌：胃镜检查见癌灶很小，经胃黏膜活检诊断为癌，但在手术切除标本后，虽经全面仔细的病理检查也找不到癌组织；②微小胃癌：癌灶直径在5mm以下者称微小胃癌；③小胃癌：癌灶直径在5~10mm之间者称小胃癌；④浅表广泛型早期胃癌；⑤浅表局限型早期胃癌；⑥多发性早期胃癌；⑦残胃早期癌。

30. 什么是浅表广泛型早期胃癌？

浅表广泛型早期胃癌又称平坦弥漫型早期胃癌，指癌灶最大直径大于 4cm 的早期胃癌。表现为癌灶广泛，病变沿黏膜表面向四周播散，但病变浅表，淋巴结转移较少，手术疗效好。此型病灶与正常黏膜的边界不清，胃镜或术中肉眼常难以辨认病灶范围，容易导致切缘不净（即切除边缘仍有肿瘤残存）。

31. 什么是浅表局限型早期胃癌？

浅表局限型早期胃癌又称平坦局限型早期胃癌，是病灶最大直径小于 4cm 的早期胃癌。癌灶相对较小，边界亦较清楚，但其向深部侵袭的能力强，容易浸润至黏膜下层，较早出现淋巴结转移。

32. 什么是多发性早期胃癌？

多发性早期胃癌指胃内发生 2 个以上独立的早期癌病灶。常与微小胃癌相伴发生，肉眼难以辨认，多数在术后病理检查时发现。本型术后 5 年生存率较单发性早期胃癌低 10% 左右。因此，多发性早期胃癌的发现与病理检查的仔细程度密切相关，强调了病理医生仔细检查手术标本的重要性。多发性早期胃癌患者应定期行胃镜检查，以期早发现可能遗漏的微小癌或新发的多原发癌（多处病变都为原发，而并非转移病变）。多发性早期胃癌的研究表明，内镜医生在检查中应重视早期胃癌伴发微小胃癌的情况，避免漏诊。

33. 什么是残胃早期癌？

胃大部切除后残胃内环境会发生改变，如胃泌素减少、激素平衡失调等。同时，由于失去幽门的抗反流机制，胃切除术后容易发生胆汁反流，碱性环境会进一步破坏胃黏膜的屏障作用，促进细菌繁殖，加重胃炎。若同时有致癌因素的反复作用，则易发生癌变。残胃早期胃癌发生率较低，大体形态以平坦型多见，组织学类型以管状腺癌为主。癌旁黏膜中，中度与重度肠上皮化生、异型增生和萎缩性胃炎发生率高。因此，根据残胃黏膜病变特点，定期**随访**有可能早期发现残胃早期癌。

34. 早期胃癌和进展期胃癌有什么不同？

根据概念，两者差别仅在于肿瘤浸润的深度。换句话说，早期胃癌只侵犯胃壁黏膜或黏膜下层，而进展期胃癌浸润深度达肌层以上。就**预后**而言，早期胃癌优于进展期胃癌。

35. 什么是"皮革胃"？

胃癌具有沿胃壁弥漫性浸润的特点。当肿瘤细胞侵及大部分胃腔时，胃的外观形态就类似于用皮革制成的口袋，失去了其柔软、容易扩张的特性，而变得质硬、固定，形似皮革，故称之为"皮革胃"。"皮革胃"多是低分化腺癌、印戒细胞癌等恶性程度较高的病理类型，**预后**很差。

36. 早期胃癌没有淋巴结转移吗？

由早期胃癌定义可知，凡肿瘤的浸润深度尚未累及肌层者都称为早期胃癌，而不是看其肿瘤的大小和是否伴有淋巴结转移等。所以，尽管称为早期胃癌，但并不一定没有淋巴结转移。

37. 什么是"一点癌"？

"一点癌"是指胃镜检查时发现黏膜有细微隆起、凹陷或色泽改变，经钳取组织样本进行病理**活检**证实为癌。但行根治性切除手术后，经连续病理切片详细检查胃标本而找不到癌灶者。胃镜是诊断"一点癌"的重要手段。"一点癌"的发生可能与以下原因有关：胃镜**活检**后可能残留小部分癌组织，经胃液消化后坏死脱落，组织愈合后无法检出；残留的少量癌组织在术后连续切片过程中恰巧漏掉。

38. 胃镜在胃癌诊断中的作用是什么？

在各种检查方法中，胃镜被公认为诊断胃癌的最好方法，特别是在早期胃癌的诊断上。在胃镜检查过程中，医生直视下对胃腔进行全面观察，并对病变部位摄影、录像，同时钳取组织样本，送病理检查，完成胃癌的确切诊断。通过胃镜，医生能够发现早期胃癌，鉴别良恶性溃疡，确定胃癌的大体类型、病灶浸润范围，并对癌前病变进行**随访**治疗。

39. 胃镜的诊断方法有哪些？

根据成像原理不同，胃镜检查分为以下几种：常规内镜、色素内镜、放大内镜、荧光内镜、红外线内镜和超声内镜等。

40. 什么人应该进行胃镜检查？

胃镜检查由于能清晰地观察食管、胃及十二指肠球部直至降部的黏膜状态，因此对上消化道的黏膜病变及畸形都能做出正确诊断，同时进行活体的组织病理学检查，使诊断更加可靠。胃镜检查**适应证**相对广泛，适合下列人群：①上腹部各种不适，疑似上消化道病变，临床又不能确诊者；②不明原因失血，特别是呕血、黑便怀疑上消化道出血者；③钡餐造影、CT 等检查疑有病变不能确诊者；④需要**随访**的病变，如溃疡、萎缩性胃炎、胃黏膜肠上皮化生及胃黏膜上皮内瘤变等；⑤需要胃镜进行治疗者。

41. 哪些情况下不适宜进行胃镜检查？

严重心肺疾病患者，无法耐受内镜检查；怀疑消化道穿孔、休克的危重患者；患有精神疾病，不能配合内镜检查者；消化道急性炎症，尤其是腐蚀性炎症患者；胸腹主动脉瘤、脑卒中患者。

42. 胃镜检查前患者要做哪些准备？

胃镜检查是一种有创操作，患者在检查前要做好充分的心理准备和身体准备。由于胃镜从食管插入，通常患者都会对此感到恐惧、过度紧张，甚至导致检查无法进行。其实胃镜检查并不是十分难受，在诊断操作中只要与医生配合，消除紧张，尽量放松，一般20分钟左右即可完成检查。

为保证胃镜检查视野清晰，应在胃镜检查前两天开始适当减食，并停止一切口服药物。检查前一天禁止喝牛奶，最好选择软质流食。检查当天早晨禁食、禁水和一切药物，同时禁止吸烟。

需要注意的是，某些检查会干扰胃镜结果。例如，钡餐检查后，钡剂可能会黏附于胃肠黏膜上，特别是溃疡病变的部位，使胃镜诊断困难，故必须在钡餐检查3天后再做胃镜检查。

43. 怎样做胃镜检查？

胃镜通常是一根直径约1cm的纤维管，内有光导纤维可将冷光导入到检查区域内。检查前，会向咽喉部喷洒表面麻醉药物，减少检查过程中患者的不适反应。检查时，将胃镜从口腔经食管、胃送达十二指肠降部。胃镜前端的摄像头会将食管、胃和十二指肠的内部结构和形态，清晰地传送到高清显示屏上。通过放大的影像，便能够清楚地分辨各种病变。

44. 胃镜检查还有什么治疗功能吗?

通过胃镜检查,医生能够对胃内病变进行诊断和治疗。例如,在胃镜下钳取病变组织做病理检查,明确病变性质,这也是诊断各种胃部疾病的"金标准"。胃镜下还可以开展多种治疗方式,如高频电切胃息肉、胃镜下喷药止血、注射止血、钛夹止血等治疗,镜下切除微小胃癌、镜下微波治疗等。

45. 幽门梗阻患者能做胃镜检查吗?

幽门梗阻患者可以做胃镜检查,但前提是必须进行充分的胃肠道准备。检查前晚必须洗胃,彻底洗清出胃内容物,直到冲洗回流液清晰为止。不能在检查当天洗胃,因为洗胃后将导致胃黏膜颜色变化,影响诊断。

46. 什么是无痛胃镜检查?

胃镜能够直接、清晰地观察食管、胃、十二指肠等上消化道器官病变。以前,患者往往因为惧怕做胃镜带来的痛苦,而不愿检查消化道。在此情况下,无痛胃镜应运而生。在普通胃镜检查的基础上,先通过静脉给予一定剂量的短效麻醉剂,帮助患者迅速进入镇静、睡眠状态,在毫无知觉中完成胃镜检查,并在检查完毕后迅速苏醒。由于患者在无痛胃镜检查过程中毫无痛苦,可以避免患者在痛苦状态下不自觉躁动引起的机械损伤,特别适合心理紧张、胆怯的患者。

47. 无痛胃镜检查有哪些优点？

无痛胃镜的最大优点是检查无痛苦。患者在检查、治疗过程中无任何不适，特别适合精神紧张、对胃肠镜检查恐惧者。其一，有助于消除患者的紧张、焦虑情绪，提高对检查的耐受性；其二，可以在无痛胃镜下进行治疗，创伤小；在检查过程中，对消化道出血、息肉、溃疡、狭窄等可以进行多种微创治疗。患者对整个检查无记忆、无痛苦，更能配合医生完成检查；其三，检查时间短，不计算检查前的准备时间，从开始到结束几分钟内即可完成无痛胃镜检查；其四，结果更精确，由于麻醉状态下胃肠蠕动减少，更便于发现细微病变。无痛胃镜具有放大的作用，能诊断一些微小病变甚至黏膜病变，提高诊断的敏感性和准确性，避免了常规胃镜检查中患者不自觉躁动引起的机械性损伤。

48. 哪些人适合进行无痛胃镜检查？

有胃镜检查**适应证**但恐惧常规胃镜检查者；伴有其他疾病而病情又非常必要做胃镜检查者，如伴有高血压、轻度冠心病、陈旧性心肌梗死、有癫痫病史者及小儿患者或精神病等不能合作者。由于全麻会抑制患者呼吸，故对伴有严重高血压、严重心脏病和脑血管疾病者不适合做无痛胃镜检查。

49. 哪些人不能进行无痛胃镜检查？

原则上同常规胃镜检查**禁忌证**。此外，伴下述情况者也不宜进行无痛胃镜检查：有药物过敏史，特别是镇静药物过敏史者；孕妇及哺乳期妇女；患有容易引起窒息的疾病，如支气管炎伴痰

多者、胃潴留、急性上消化道大出血致胃内容物较多者；严重打
鼾者及过度肥胖者宜慎重；心动过缓者慎重。

50. 有能够替代胃镜的其他检查方法吗？

尽管当前诊断胃癌的方法较多，有胃镜、上消化道造影、
CT 和 MRI 等检查方法，但胃镜检查仍然是诊断胃癌的"金标
准"。相比其他检查，胃镜诊断敏感性高，不易漏诊微小病变，
同时获取组织标本，能够做出明确的病理诊断，这都是其他影像
学检查方法无法替代的。如果出于恐惧无法接受常规胃镜检查，
可以考虑选择无痛胃镜检查。

51. "金标准"检查是什么意思？

所谓"金标准"是指当前临床医学界公认的诊断疾病的最
可靠、最准确的方法，也称标准诊断方法。使用金标准的目的就
是准确区分受试对象是否为某病患者。常用的金标准有组织病理
学检查、手术发现、影像学诊断（CT、MRI、彩超）、病原体的
分离培养以及长期随访所得的结果。金标准一般是特异性诊断方
法，可以正确区分"有病"或"无病"。

52. 为什么在做胃镜时常需要进行胃黏膜活组织检查？

多数疾病的诊断都依赖于病理组织学诊断，这也是诊断恶性
肿瘤的"金标准"。而其他影像学检查都只是重要的参考指标，
在准确性方面无法超过病理诊断。在胃镜检查过程中，典型疾
病，例如胃炎、胃溃疡依靠胃镜下的目视观察就可以初步判断，

无需病理证实。而对于某些不典型病变或者目视诊断恶性疾病者，由于诊断后果直接决定治疗方式，因此需要进行胃黏膜组织病学检查，帮助证实诊断。经验显示，早期胃癌与普通胃炎的外观有时并无明显差别，所以胃黏膜**活检**的诊断意义就越来越重要，临床使用频率也越来越高。

53. 胃镜诊断与活检病理结果为什么会不一致？

多项因素都能影响胃镜结果，如胃镜操作者的经验、器械分辨率、病变位置和患者的配合程度等，所以，胃镜诊断与**活检**病理结果有时会有出入。例如进展期胃癌的外观就很典型，诊断失误可能性不大。而对于某些早期胃癌，仅仅表现为浅表的胃黏膜糜烂、变红、浅溃疡等，肉眼观察与胃炎无异，那么诊断起来就很困难。所以，当胃镜诊断与病理结果不符时，要积极寻找原因。对高度可疑的病例，有时还需要反复进行胃镜检查才能确诊。

54. 为什么有时建议某些无症状的患者做胃镜检查？

目前，胃癌仍然是我国发病率和死亡率最高的恶性肿瘤。然而，与其他多数肿瘤一样，早期诊断胃癌比较困难。主要原因是早期肿瘤多无明显感觉，而到典型症状出现时往往已非早期，失去彻底根治的机会。临床上，多数胃癌患者仅表现为常见的消化道疾病症状，类似慢性胃炎，如上腹隐痛、饱胀感、嗳气、恶心和厌食等。由于症状轻微，难以引起患者重视。所以，胃部疾病的诊断不仅需要患者本身关注身体的变化，也需要接诊医生对此提高警惕，积极地对于一些伴有**高危因素**的无症状患者开展早期

筛查，例如慢性胃炎、慢性胃溃疡、胃息肉、幽门螺杆菌（Hp）感染等。在日本，由于胃镜**筛查**胃癌开展得较为广泛、普遍，结果其早期胃癌检出率高，约50%胃癌病例为早期胃癌，极大地提高了胃癌的总体治疗效果。基于上述经验，胃镜检查已成为确诊胃部疾病的必备常规检查项目。

55. 胃镜检查后有哪些注意事项？

检查完毕后最好吃少许冰淇淋，帮助止血，但不宜饮水。待2小时后可吃流质饮食，如鸡蛋羹、牛奶、面条、米粥等。在检查过程中食管黏膜和胃黏膜受到胃镜一过性的机械刺激后，有时会出现咽喉肿痛和胃部不适感，此时应注意戒烟、酒及过热食物。经过2~3天后会自行好转。检查后不宜马上从事重体力活动，应休息1~2天。检查后3天内停服一切药物，避免刺激。完成无痛胃镜检查者，应在完全清醒后由亲属陪伴下回家，24小时内不宜驾车、从事机械性作业及需要计算、逻辑分析的工作。

56. 为什么胃镜提示胃癌，但没有得到病理证实时不给做手术？

手术前，医生必须要考虑几个重要问题：是不是胃癌（定性）？该不该手术（最佳治疗）？手术范围应该多大（手术的根治程度）？从中可以看出，如果第一步都没有决定好，后面的步骤则无法进行。从医学发展上看，除了胃癌首选手术切除外，其他胃部疾病目前几乎都可以选择非手术疗法。以胃溃疡为例，既往是药物和手术治疗相结合。近年，随着药物疗效的提高，仍需要手术治疗的病例已寥寥无几。设想，对于一个胃溃疡怀疑恶变的患者，如果术前反复病理取材都证实为良性，不必进行手术，他该有多幸运。但如果出于对疾病的担心仓促地进行了胃切除手术，结果证实为良性，又该多懊恼。所以，当遇到诊断困难时，患者及家属应戒急、戒躁，保持心态平和，与自己的主治医生进行深入沟通，以选择正确的治疗方案。

57. 什么是超声胃镜检查？

超声胃镜（简称 EUS）是一种集超声波与内镜检查为一身的医疗设备。在内镜前端安装有微型高频超声探头。当内镜进入胃腔后，在操作者直接观察腔内形态的同时，又可进行实时超声扫描，以获得管道壁各层次的组织学特征及周围邻近脏器的超声图像。

58. 超声胃镜检查在胃癌诊断中有什么作用？

超声胃镜具有内镜与超声波检查的双重功能。超声胃镜检查能够帮助医生诊断早期胃癌，判断胃癌的分期及**预后**，指导内镜下治疗。对于胃癌患者，其**预后**好坏主要在于肿瘤对胃壁的浸润深度和淋巴结转移范围。超声胃镜除了能清楚地观察胃黏膜表面的微小病变外，还可以进行超声扫描，判断病变的浸润深度，特别适合早期胃癌的诊断。在准确术前分期的基础上，指导早期胃癌的内镜治疗。目前，早期胃癌患者内镜切除后的 5 年生存率已达 85% 以上，特别适合高龄、一般情况较差、难以承受开腹手术的患者。准确的术前分期是选择合理治疗方案的关键。超声胃镜在内镜观察胃腔黏膜的基础上显示胃壁的断层影像，对判断胃癌浸润深度及胃周围淋巴结转移方面具有无可比拟的优势。

59. 5年生存率是什么意思?

生存率亦称存活率,是指接受某种治疗的患者中,经若干年**随访**(可采用1、3、5、10年,甚至15年)后,尚存活的病例数所占比例,比例越高说明治疗效果越好。医学上为了统计癌症患者的存活率,比较各种治疗方法的优缺点,采用大部分患者**预后**比较明确的情况作为统计指标,通常采用5年生存率。对每位患者个体来讲就是指能活过5年的机率,并不是只能活5年的意思。对肿瘤患者来讲,生存超过5年以后再次出现复发或转移的机率就已经很低了,因此,5年生存率常常也代表着治愈率。

60. 什么是色素胃镜?

色素胃镜指通过各种途径(口服或直接喷洒)将色素染料导入内镜下需要观察的黏膜,使病灶与正常黏膜颜色对比更加明显,从而有助于病变的辨认,提高**活检**准确性。该技术自1966年在日本首创以来,已被广泛应用于胃肠道黏膜病变的诊断,特别是在诊断早期食管癌、胃癌及癌前病变中显示出很高的价值。

61. 色素胃镜的染色方法对胃癌的诊断有何帮助?

普通内镜诊断中晚期消化道肿瘤较为容易,但容易漏诊早期癌及微小癌。而色素内镜则弥补了普通内镜的不足,提高了早期癌及微小癌的诊断率,尤其对于中老年人。早期癌及微小癌在普通内镜下与炎症很难区别。因此,盲目取材具有很大的随意性,不利于发现真正的病变。如果在内镜检查中增加染色技术，则可以清晰地显示病灶与周围组织界限、病变形状、边缘和范围，避免**活检**取材的随意性，提高检出率。

62. 色素胃镜检查的禁忌证有哪些？

碘过敏患者禁用碘染色法。尿素、酚红、麝香草酚染色由于有高血氨的危险，肝硬化患者慎用。但极少数病例仍可能对上述染料具有过敏的危险。因此，检查前应了解患者有无过敏史，特别是对染色剂有**过敏反应**者。

63. 什么是荧光胃镜？有什么特点？

研究表明，在不使用任何荧光素的情况下，如果用特殊光源照射癌组织，则正常组织与癌组织的自激光会有明显差异。利用这一特征就能准确识别恶性肿瘤的存在与否。荧光胃镜就是利用这一原理制成的荧光检测装置。由于这种荧光差异是肿瘤细胞的一种特性，在肿瘤体积还比较小时也能被荧光胃镜检测出来，极大地提高了恶性肿瘤的早期诊断率。

64. 什么是肿瘤标志物？

肿瘤标志物是指在恶性肿瘤发生和增殖过程中，由于肿瘤细胞的基因表达（高或低表达）不同而合成、分泌并脱落到体液或组织中的物质，或是由机体对肿瘤反应异常而产生并进入到体液或组织中的物质。这些物质有的不存在于正常人体内，只存在于胚胎中，有的在正常人体内含量很低，当身体内发生肿瘤时其含量逐渐增加超过正常人的水平。总之能够反映肿瘤存在和生长的这一类物质被称为肿瘤标志物。

65. 怀疑是肿瘤时，为什么常要求查几种肿瘤标志物？

怀疑某种肿瘤时，常要求查几种肿瘤标志物。原因是每种肿瘤标志物的灵敏度和特异性都不同。单一指标只能反映某种肿瘤的一个侧面，联合检测多种肿瘤标志物，可以提高该种肿瘤的阳性检出率，帮助临床医生对疾病的诊断。

66. 胃癌的相关肿瘤标志物有哪些？

常用的胃癌肿瘤标志物包括 CEA、CA19-9、CA242、CA72-4。

67. 体检发现肿瘤标志物升高，是不是得癌症了？

由于肿瘤标志物没有足够的灵敏度，不能排除**假阴性**结果，同时还有**假阳性**可能。因此，一般不能仅凭肿瘤标志物确诊癌症，其检测意义主要在于提示。通俗来说，受检者肿瘤标志物升高不意味着患有肿瘤，肿瘤患者的肿瘤标志物也不一定升高。临床上，更注重的是肿瘤标志物的动态变化，据此结合其他检查综合做出判断。

如果单次检查提示某项肿瘤标志物轻度升高，不必过于紧张，应该找专科医生就诊，先排除一些影响检测结果的因素，并在1~2个月内再次复查。如果动态检测结果持续升高，则提示可能存在肿瘤，应及早进行影像学检查。一般情况下，轻度升高，发生肿瘤的可能性不大。根据自身情况选择动态观察，或是进一步检查。如果指标升高明显或持续上升，则提示肿瘤可能性较大，应尽快就医。

68. 抽血可以诊断肿瘤吗？

就当前技术水平而言，仅凭血液检查还无法诊断恶性实体肿瘤。研究表明，肿瘤生长过程中要合成、代谢多种蛋白产物，其中某些蛋白或代谢物与肿瘤特定相关，在正常组织中不存在或浓度非常低。科学家设想，如果在人体检测到这些蛋白，那么就提示可能存在肿瘤。这样，肿瘤的诊断不是非常容易吗？但人体是一个复杂的有机体，并不像我们想象的那么简单。实际上，多数情况下，这些特异性物质不仅与肿瘤相关，还与一定的生理状态、疾病有关。例如肝癌诊断中最为常用的甲胎蛋白（AFP），就与慢性肝炎、肝病、妊娠、生殖性肿瘤有关，所以对于这些肿瘤标志物的解释要谨慎，应该结合实际情况来判断。对于异常结果，态度过于焦虑或轻视都是不合适的。

69. 有"一滴血"就可以诊断肿瘤的检查吗？

目前为止，尽管现代医学技术有了很大进展，但是"一滴血"检测肿瘤还只能是我们的梦想。现实生活中，所谓的"一滴血"检查是指检测肿瘤标志物。由于肿瘤标志物的敏感度和特异性还不够满意，难以达到人们直接诊断肿瘤的要求。为了提高诊断准确性，临床上常将几项相关标志物组合成标志物谱，共同检测某一种肿瘤。

70. 化验单上的 CEA 是什么意思？

癌胚抗原（CEA）为存在于胃肠道肿瘤及胚胎肠道黏膜上皮细胞的一种糖蛋白，由胎儿胃肠道上皮组织、胰和肝的细胞合成。通常在妊娠前 6 个月内 CEA 含量增高，出生后含量下降。健康成年人血清 CEA 浓度小于 5μg/L。而患胃肠道肿瘤时，CEA 反流入淋巴或血液而致血清 CEA 升高。当 CEA 高于 20μg/L 时，则意味着可能有消化道肿瘤。CEA 是一种广谱肿瘤标志物，在多种恶性肿瘤中都有升高，如肺癌、结直肠癌、胰腺癌、胃癌、乳腺癌等。CEA 含量还受到其他因素的影响。吸烟者可能出现**假阳性**，妊娠期妇女、心血管疾病、糖尿病、非特异性结肠炎者中有 15%～53% 的血清 CEA 也会升高。

71. CA19-9 有什么意义？

CA19-9 为唾液酸化的乳-N-岩藻戊糖Ⅱ，是一种类黏蛋白的糖蛋白成分。正常人血清浓度小于 37U/ml。其升高通常见于胰腺及胆道系统肿瘤，但结直肠癌、肝癌和胃癌患者中 CA19-9 也可能升高，对诊断有提示意义。联合检测 CEA 和 AFP 可进一步提高检出率。CA19-9 还受到其他因素的影响，如一些消化系统良性疾病中 CA19-9 也有所升高，文献报道近 10% 的胰腺炎患者血清 CA19-9 有中等程度升高。

72. CA242 与哪些肿瘤相关？

CA242 主要与胰腺癌、胃癌、结肠癌相关，在肝癌、食管癌、肺癌中也有所升高。同时，一些良性胃肠疾病也会影响

CA242 浓度，如肝炎、肝硬化。

73. CA72-4 有什么意义?

CA72-4 是一种高分子量糖蛋白，正常人血清含量小于 6U/ml，在各种消化道肿瘤、卵巢癌中异常升高。对胃癌的检测特异性较高，不到 1% 的良性胃病 CA72-4 升高，而 42.6% 的胃癌会升高。如与 CA19-9 同时检测，阳性率可达 56%。除胃癌外，CA72-4 在乳腺癌、肺癌、卵巢癌中也有不同检出率。

74. 肿瘤标志物可以用来评价疗效吗?

肿瘤标志物最重要的价值是观察手术、放疗或药物治疗是否有效。由于任何肿瘤标志物都有一定的半衰期，也就是一定的代谢时间。如果某种标志物的浓度持续时间显著超过正常范围，则表明存在肿瘤残留，如手术切除不足、肿瘤抗药、肿瘤复发等情况。

75. 为什么已经诊断为肿瘤，但是肿瘤标志物并不升高?

肿瘤标志物的敏感度并不高，尽管肿瘤的诊断已经明确，但肿瘤标志物却是正常的情况，也就是**假阴性**。下述原因与**假阴性**相关：①产生肿瘤标志的肿瘤细胞数目少；②细胞表面被封闭；③机体体液中一些抗体与肿瘤标志物（肿瘤抗原）形成免疫复合物；④肿瘤组织本身血液循环差，产生的肿瘤标志物不能分泌到外周血中。此外，血液标本的采集、贮存不当也会影响肿瘤标志物测定的结果。

76. 什么是大便潜血？大便潜血试验对诊断胃癌有何帮助？

大便潜血亦称便隐血，是指消化道少量出血，红细胞被消化破坏，而粪便外观无异常改变，肉眼和显微镜下均不能证实的出血。利用各种特殊的酶联免疫方法，人们可以检测出消化道的微量出血，这些方法统称为大便潜血试验。大便潜血试验的意义在于早期提示消化道肿瘤。文献表明，约20%的消化道肿瘤患者大便潜血试验阳性，晚期肿瘤患者则可达90%以上，并呈持续阳性。因此大便潜血试验常作为**筛查**消化道肿瘤的首选指标。此外，其他引起消化道出血的疾病也可导致大便潜血试验阳性，如消化道溃疡、炎症、痢疾、直肠息肉、痔疮出血等。

77. 如何做大便潜血试验？

做大便潜血试验需要收集3个粪便样本。通常用棉花棒的末端收集少许粪便样本即可。大便样本应该在每天的不同时段进行收集，因为结肠癌会间歇性流血，而非持续性流血。所以，增加采样频次将增加发现肠道病变的可能性。除了在医院进行大便潜血检查外，患者也可在药房购买相应试剂盒在家里做检测。

78. 大便的颜色发黑、乏力，需要做什么检查？

大便颜色发黑一般与消化道出现血性物质或吃了鸭血、猪血等食物有关。根据来源，可以分为内源性和外源性，前者来自于患者本身，如消化道出血，且以上消化道出血多见，这是因为血液与胃酸混合后，红细胞破坏后析出铁离子，形成黑色的硫酸亚铁所致。而外源性途径多为经口进食血液性制品，如鸭血、猪血等，某些中药也可产生黑便。为辨明黑便原因，通常要进行大便潜血试验，若结果为阳性，则需进一步检查。引起潜血阳性的原因中，以消化道肿瘤多见，所以需要引起重视。

79. 病理检查为什么很重要？

由于肿瘤复杂的形态学表现，单凭我们的肉眼常常无法明确肿瘤的良恶性。所以人们发明了显微镜，在镜下观察肿瘤细胞的形态，必要时还要采用**免疫组化**的方法，才能准确辨认细胞的性质。这样做的目的是要对疾病进行准确的定性。医生对疾病的所有处理也都要依据这个根本性质。道理很简单，良性疾病不会对人体构成生命危险，而恶性疾病却可以致命，只有通过病理检查才能分辨良恶性肿瘤，病理检查是未来所有治疗的基础，所以非常重要。

80. 中年患者反复胃痛不适，服药时好时坏。为什么需要做胃镜？

胃癌通常在早期是没有什么特殊症状的，如果认为只有明显的胃痛、乏力、恶心、呕吐才是胃癌的症状，那就大错特错了。对于胃癌的早期诊治，重要的一点要对此提高警惕，了解其易感因素。先介绍一个名词——癌前疾病，顾名思义，就是指处于发生癌变之前的疾病，其标准定义是容易发生癌变的疾病。常见的癌前疾病有胃息肉、胃溃疡、慢性萎缩性胃炎、幽门螺杆菌（Hp）感染等。加之肿瘤多与年龄相关，所以，对具备**高危因素**

的患者就应提高警惕，治疗方面就要相对积极。目前，胃镜是诊断胃癌的首选检查。回到本例患者，我们可以初步判断为慢性胃炎（胃溃疡）药物治疗效果不佳，兼之胃癌的高发年龄，采用胃镜排除胃癌就不难理解了。所以，患者如果对检查或治疗存在疑问，不要道听途说，而要主动与医生沟通，相信能够获得一个满意的结论。

81. 多次胃镜病理结果不同，应以哪次为准？

影响胃镜**活检**结果的因素较多，在考虑医生经验、器械、标本制片的影响后，一般要采用**活检**病变最严重的当次病理结果。这是因为胃镜组织检查是点状**活检**，就是医生对可疑病变进行 6 块或以上的采样，以保证采样组织能够充分代表病变状态。即便是这样，也无法保证取材点是病变最严重的位置。所以从理论上讲，胃镜**活检**诊断多是不足的。为防止漏诊，应对高度可疑病例采用反复、多次胃镜**活检**，避免人为失误。

82. 为什么已经诊断是胃癌，手术前还要拍 X 线胸片？

X 线胸片是观察肺脏的常规检查，手术前拍 X 线胸片主要有两个目的：①肺部是否有转移；②是否存在肺部的严重器质性病变，不适宜进行手术治疗。因此，尽管 X 线胸片是一项简单的常规检查，但却是肿瘤术前评估的完整组成部分。

83. 接受放、化疗的肿瘤患者为什么要频繁进行血液常规检查?

因为放、化疗对患者骨髓造血功能有影响，因此，接受放、化疗的肿瘤患者在放、化疗之前一定要进行血液常规检查，以确定是否能够进行放、化疗。血液常规检查白细胞计数需大于 $3.0×10^9/L$、血小板计数需大于 $80×10^9/L$，患者才能进行放、化疗。若白细胞、血小板计数太低，是不能进行放、化疗的，因为药物会抑制骨髓的造血功能，使得白细胞、血小板计数进一步的降低，患者免疫力下降，易发感染，或者血小板计数太低容易造成出血等危险情况。在放、化疗期间以及结束后也要定期复查血液常规检查，以监测患者骨髓造血状态。那在放、化疗结束后为什么也要定期监测血常规呢? 有的患者在放、化疗结束时查血常规可能是正常的或者稍低，不需要进一步治疗，但是一般的化疗药物或者放疗射线还会有后期效应，这些效应并不能完全在治疗期间显现，在治疗结束后还会继续影响骨髓的造血功能，使得白细胞、血小板计数进一步降低，所以也还是需要定期复查血常规，以便及时发现问题，及时给予相应的治疗，防止紧急危险情况的发生。

三、治疗篇

84. 治疗胃癌的主要方法有哪些？

胃癌的治疗方法多种多样，包括内镜下治疗、外科治疗、化疗、放射治疗、靶向治疗、最佳的支持治疗、中医中药治疗等。

治疗方案的选择，应根据病变的分期、患者的身体情况进行综合分析，采取个体化综合治疗。

85. 如何决定治疗方案？

胃癌的治疗原则主要根据胃癌的分期来定，同时注意治疗的个体化原则，即根据患者的年龄、身体状况及合并症情况调整治疗方案。

胃癌治疗原则：

胃癌0期、Ⅰ期以根治性手术治疗为主，手术后定期复查，不需要手术后的辅助治疗。对早期胃癌合并幽门螺杆菌感染者，国内推荐采用局部切除或胃大部切除，术后还应进行清除幽门螺杆菌感染的治疗。

胃癌Ⅱ～Ⅲ期，根治性手术以后，术后辅助化疗和放疗，也可做术前、术中化疗或放疗。

胃癌Ⅳ期胃癌主要治疗方法是化疗，必要时进行姑息性手术或放疗，配合最佳的支持治疗。

（一）外科治疗

86. 什么叫根治性手术？什么叫姑息性手术？

（1）根治性手术：是指对原发灶的广泛切除，连同其周围的淋巴结转移区域的整块组织切除，尽可能地达到"根治"的目的。根治性手术适合于肿瘤局限于原发部位及区域淋巴结，未发现有其他部位转移灶，患者全身情况能够耐受根治手术者。对原发灶及可能受累的周围组织做尽可能的彻底切除是根治手术的原则。如果肿瘤在某一器官或组织则要对该器官进行全部或大部分切除；如果原发灶已与邻近脏器有粘连或侵犯时，则需将邻近脏器一并切除；如胃癌手术应做全胃或胃大部切除，连同大网膜、胃大弯、胃小弯、肝门及胃左动脉旁淋巴结一并切除，若侵犯肝左叶时可连同肝左叶一并切除。然而如果病情发展已超越根治性手术的范围，或有严重的脏器功能障碍，或年老体弱不能耐受根治性手术时，则不要勉强行此手术，可根据病情采用姑息性手术或用其他治疗方法。

（2）姑息性手术：是指对原发病灶或其转移性病灶的切除达不到根治的目的，而切除肿瘤的目的是防止危害生命及对机体功能的影响，消除某些不能耐受的症状；或用一些简单的手术，防止和解除一些可能发生的症状，目的是提高生存质量。如消化道肿瘤的姑息性切除或改道手术，可以解除肿瘤的出血，防止**空腔脏器**的穿孔、消化道的梗阻及以后肿瘤引起的疼痛；乳房和软组织巨大肿瘤有出血和溃疡的情况下，已不能做根治性切除，但为了解决出血和溃疡，也可做姑息性切除。

87. 哪些手术方式是胃癌根治性手术？

胃癌根治性手术的术式要根据肿瘤部位、进展程度以及临床分期来确定。

早期胃癌由于病变局限、淋巴结转移较少，可施行 D_2 以下的胃切除术，可选择腹腔镜或开腹手术。对于<1cm 的非溃疡凹陷型胃癌，直径<2cm 的隆起型黏膜癌，可在内镜下行胃黏膜切除术。

进展期胃癌的标准外科治疗是 D_2 淋巴结清扫的胃切除术。远端胃癌需行根治性远端胃大部切除术，切除胃的 3/4 ~ 4/5，清除一、二站淋巴结，切除大小网膜、横结肠系膜前叶和胰腺被膜；消化道重建可选胃空肠 Billroth I 式或 II 式吻合。胃体与胃近端癌可行根治性全胃切除术，消化道重建常行食管空肠 Roux-en-Y 吻合，或是十二指肠食管间空肠间置手术。近端胃癌也可选用根治性近端胃切除、胃食管吻合等。

88. 开放性胃癌根治术和腹腔镜辅助胃癌根治术各有什么特点？

腹腔镜辅助胃癌根治术相对于开腹胃癌根治术，具有创伤小、胃肠道干扰小、出血少、手术后疼痛轻、术后患者恢复快、切口瘢痕小等优点，但需严格掌握**适应证**。

目前，已被认可的腹腔镜胃癌根治性手术的**适应证**是肿瘤浸润深度在 T_2 以内的胃癌患者，而我国及欧美国家的一些学者认为，由于腹腔镜胃癌手术与开腹手术在手术方式及肿瘤根治彻底性方面是一致的，于是将肿瘤侵犯浆膜层，但浆膜受侵面积 $\leqslant 10 cm^2$ 的进展期胃癌患者采取腹腔镜胃癌 D_2 根治术作为临床探索性研究。对于胃癌伴浆膜层受侵面积 $> 10 cm^2$，或肿瘤直径 $> 10 cm$，或淋巴结转移灶融合并包绕重要血管者和（或）肿瘤与周围组织器官广泛浸润者不宜采用腹腔镜手术。

总之，对于符合**适应证**的胃癌患者，腹腔镜手术相对于**开放性手术**更有优势；但对于不符合**适应证**的胃癌患者，切不可为追求微创而盲目选择腹腔镜手术。

89. 什么叫扩大的胃癌根治术？

适用于胃癌侵及邻近组织或脏器，包括胰体、尾及脾的根治性胃大部切除或全胃切除；有肝、结肠等邻近脏器浸润可行联合脏器切除术。

90. 胃癌的姑息性手术包括哪些？

对于有腹膜受累、远处转移或局部外侵（如肿瘤侵犯或包绕大血管）的患者，肿瘤无法行根治性手术切除，通常不建议行姑息性胃切除术。但如果存在出血、梗阻等情况，可采用姑息性手术的方法解决上述问题，常用的方法包括姑息性胃切除术、胃空肠短路手术、胃或空肠造瘘术等。

91. 什么是择期手术、限期手术和急诊手术？

外科手术根据疾病的危急程度分为择期手术、限期手术和急诊手术。

急诊手术是指需要在最短的时间内必须进行的紧急手术，否则会危及患者的生命，如肝、脾破裂导致出血的手术。

限期手术是指需要在一定限期内实施的手术，即外科手术时间不宜过久延迟，手术前也有一定的准备时间，否则会影响其治疗效果或失去治疗的有利时机的一类手术。如各种恶性肿瘤的根治性手术。

择期手术是指可以选择适当的时机实施的手术，手术时机的把握不致影响治疗效果，容许术前充分准备或观察，再选择最有利的时机施行手术。如对良性病变进行的手术、整形类手术等。

92. 什么是空肠造瘘术？空肠造瘘术适用于哪些患者？

空肠造瘘术是一种暂时性的部分造瘘术，多用于插管式造瘘，即将空肠营养管置入空肠内，经腹壁引出并固定。

空肠造瘘术主要适用于以下患者：

（1）幽门梗阻、十二指肠瘘、胃肠吻合口瘘、营养不良者。

（2）食管狭窄，不能进食、全身营养不良，而狭窄又不能用手术解除者。

（3）胰头、壶腹癌致梗阻性黄疸，无法施行切除术，行胆道内引流术又无条件时，胆汁可经胆道外引流，再自空肠造瘘返入肠腔。

（4）急性重型胰腺炎术后估计短期内不能进食，可经空肠造瘘补充营养。

93. 如何护理空肠造瘘患者?

（1）妥善固定：造瘘管长短适宜，避免患者在床上翻身活动时管子扭曲、受压或造瘘管脱出。

（2）保持通畅：每次灌食前后均需用少量温开水冲洗管子防止管子堵塞。

（3）注意滴注营养液要低浓度、小剂量，逐渐增加速度，灌注饮食期间密切观察患者有无腹痛、腹泻、恶心、呕吐等症状。

（4）做好记录：每日记录灌注食物的种类、总量及时间，并计算总热量。

（5）营养液需现用现配，保证匀速滴入，滴入食物之前用过滤器过滤，避免残渣堵塞管腔。注意维持温度在38℃左右。

（6）每日评估造瘘口周围皮肤情况：保持造瘘口周围皮肤清洁干燥，并在造口周围皮肤涂氧化锌软膏，加以保护。

（7）滴注瓶及配制器材应每日消毒，防止胃肠道感染。

94. 月经期患者能接受手术吗？

除非是急诊手术，对月经期患者不宜实施择期或限期手术。因为月经期患者脱落的子宫内膜含有较多**纤溶酶原激活物**，导致**血液中纤维蛋白溶解系统**活动增强，容易导致出血量增多，增加了手术危险性。此外，月经期患者抵抗力降低，增加了感染的风险。

95. 为何有的胃癌患者需要开胸手术？

一部分近端胃癌，因病变累及贲门或食管下段，甚至出现胸腔及纵隔淋巴结转移，仅通过开腹手术是无法彻底切除肿瘤的。如果开腹手术后又要进一步进行开胸手术，必然增加手术创伤，增加术后并发症的发生率。因此，如术前评估通过开腹入路手术无法彻底切除肿瘤，可考虑开胸入路手术。

96. 胃癌可以不开刀吗？

对于这样的问题不能简单地用"是"或"否"来回答，常常需要根据胃癌患者的具体情况做决定。对于胃癌是否手术治疗，患者和家属常常存在着较多的顾虑，主要是害怕手术会引起肿瘤的扩散，反而促使病情的进一步恶化。目前对于早期胃癌患者应做根治性切除手术，这是有可能治愈胃癌的唯一治疗方法，在这一点上不存在任何异议。Ⅰ期胃癌的手术治愈率在90%左右，Ⅱ期胃癌也可以达到70%左右。对于局部较晚的进展期胃癌，可在进行新辅助化疗后争取创造根治性手术切除的机会。但对于晚期胃癌，手术切除已经不是首选治疗方案了，应以全身化疗和对症支持治疗为主。

97. 胃癌手术之前需要做哪些术前准备？

（1）营养支持治疗：对于存在术前营养风险的患者，应在手术前1~2周开始肠内营养或肠外营养支持，纠正低蛋白血症及**电解质紊乱**，改善患者的营养状况。

（2）**肠道准备**：手术患者应在术前1~2天开始进无渣饮食，术前一天晚上灌肠或口服泻药清洁肠道，以减轻术后腹胀。

（3）**备皮**：手术前一天应进行**备皮**，剃除手术区域内的毛发和清洁腹部，其范围一般上起乳头水平，下至耻骨联合。

（4）留置胃管：一般患者可在手术前放置胃管，但对于有幽门梗阻的患者，应在术前几天提前放置胃管，进行胃肠减压，并用盐水洗胃，减轻胃壁水肿，减少术后并发症的发生。

（5）其他准备：吸烟的患者应提前停止吸烟，必要时可采用雾化吸入或口服化痰药物，尽量主动咳痰。

98. 为什么会有手术并发症？

手术后可能发生各种并发症。其发生一部分与手术相关，也有一部分由原发病或一些不相关的因素引起。有时候原已存在的并发症又可导致另一并发症（比如术后大出血可能引起心肌梗死）。一些并发症的发生率可以通过术前充分准备、手术操作改进以及加强术后护理等手段降低或避免发生，但有些并发症的发生与患者的个体差异及既往身体情况有很大关系，其发生存在偶然性或不确定性，无法完全避免。因此，手术前医生会向患者和家属交代各种手术并发症发生的风险，医生也会采取相应的预防和治疗措施，防止并发症的发生。患者及家属也要有相应的风险意识，对各种并发症的发生有相应的心理准备。

99. 出现手术并发症后应该怎么办？

术后并发症的发生是手术后常见的现象，也是外科大夫在术后管理中一个重要的组成部分。对于常见的一些并发症，医生通常有比较丰富的处理经验，也有成熟的处理方案。因此，家属不要过分紧张、害怕，应该多向医生了解情况，积极配合医生按照既定的方案进行治疗。遇到一些少见的或者复杂的并发症，家属可协助医生组织相应的会诊。

当然，出现术后并发症后，患者病情的恢复会比预想的要缓慢，甚至有可能向不好的结局发展，因此要有相应的思想准备。同时，出现术后并发症后治疗的时间和费用也会增加，也需要做好相应的准备。

100. 什么是手术同意书？

手术前医生都要向患者或家属交待术中或术后可能发生的危险，并列出一份可能发生危险的医学文书，让患者或家属签名同意，然后才能实施手术。手术同意书是现代医疗制度中医患之间的重要法律文书。由于手术同意书的格式没有统一规定，各个医院的手术同意书的格式也不一样，但其基本内容是一致的。一般都有以下几项内容：①患者的基本情况；②术前诊断；③拟实施的手术方案；④术中、术后可能出现的并发症和意外；⑤医患双方签字。

101. 手术知情同意书中写了那么多并发症，是否都会发生？

并发症是指患者发生了现代医学科学技术能够预见但却不能避免和防范的不良后果，一般分为两种情况：一种是指一种疾病在发展过程中引起另一种疾病或症状，如消化道肿瘤可能引发肠梗阻、肠穿孔或大出血等并发症；另一种是指在临床诊疗和护理过程中，患者因治疗一种疾病而合并发生了与诊疗这种疾病有关的另一种或几种疾病或症状。外科手术并发症是影响手术效果极为重要的因素，也常常是损害患者健康甚至致死的重要原因。手术知情同意书中写的并发症均是基于手术对组织器官损坏可能带来的病症，术中、术后是否发生并发症受多种因素影响，每位患者的自身状况、疾病情况、医疗单位及医生的技术水平等都是影响并发症的因素，并发症的发生机率也受多种因素影响，比如高龄患者手术并发症发生的机率就大于年轻患者。并不是手术知情同意书中写的并发症都会发生，医护人员也在尽力减少并发症的发生。

102. 为什么要签署手术同意书？

众所周知，医学是一个不断前进和探索的科学，绝大部分医疗行为必然存在着固有的风险，对患者而言往往利弊并存，而手术行为更是一项风险极高的医疗作业。因此，在手术之前，要向患者和家属充分交代病情、手术方案和手术风险，并签署手术同意书，其意义主要有以下几点：

（1）手术同意书是医院向患者一方履行了如实告知义务的书面证明文件。在手术前通过手术同意书的形式，医院逐一列明手术可能要面临的各种风险，并要求患者或其家属在充分了解手术风险后，做出书面签字，即证明医院已经履行了告知义务，患者一方已经获得了相关真实信息。

（2）手术同意书是患者或其家属行使选择权的形式。医疗行为往往需要利弊权衡，有时要做艰难的抉择。虽然医生掌握着专业知识，在医疗行为中处于主导地位，但最终的选择权应该属于患者或其家属。除了个别特殊情况，通常情况下需要获得患者或其家属的签字后才能进行手术。

（3）手术同意书是患者或其家属因行使权力而需承担相应责任的书面依据。在法律上，权利与责任是一致的。患者一方一旦做出选择，就要为这种选择负责，包括对不良后果承担相应的责任。当患者选择了某种医疗行为，试图从中获取健康利益的同时，就必然要承担这种医疗行为所带来的种种难以避免的风险，而这些风险医生已经在之前进行了充分的告知。

103. 术前需要履行哪些知情同意手续？什么人有资格签署手术知情同意书？

患者知情同意即患者对病情、诊断和治疗（例如手术）方案、治疗的益处及可能带来的风险、费用开支、临床试验等真实情况有了解与被告知的权利，患者在知情的情况下有选择接受与拒绝的权利。按卫生部要求应由患者本人签署知情同意书。当患者不具备完全民事行为能力时，才会由其法定代理人签字；患者因病无法签字时，也可以由其授权的人员签字。患者的知情同意选择权是每位患者都具有的权利，知情同意书可以作为医疗机构履行说明告知义务的证据，也是患者及家属行使知情权的证据。让患者及其亲属能客观认识诊疗目的、效果、可能产生的并发症及意外等情况，充分享有知情权。

患者在接受诊治的过程中需要履行的知情同意手续包括以下几个方面：

（1）术前、术中知情手续：手术风险具有不确定性、不可预测性等特点。所有手术前主管医生会与患者进行术前谈话，并签署手术知情同意书，其内容包括术前诊断、手术指征、手术方式、可选择的诊疗方法及优缺点、术中和术后的危险性、可能的并发症及防范措施。术中置入身体的内置物（如吻合器、固定器等），术前谈话中会记明选择的类型；术中病情变化或手术方式改变需及时告知患者家属并由被委托人书面在告知单上签名。手术的不确定因素较多，手术引起患者新的疾病甚至死亡的风险与疾病的治疗效果相伴随。有时候手术可能达不到根治疾病的目的，达不到患者希望的理想状态，甚至使患者失去生命。

（2）如果在治疗中进行临床试验、药品试验、医疗器械试验及其他特殊检查、特殊治疗等，主管医生将在治疗前向患者及家属告知相关情况，征求意见，由患者及家属签署同意检查、治疗的知情同意书。

（3）创伤性诊疗知情手续：对患者进行任何创伤性诊疗均需进行谈话告知并签署同意书，内容包括当前的主要病情、采取创伤性诊疗活动的目的及必要性、医疗风险、其他可选择的诊疗方法及优缺点、可能的并发症、注意事项及防范措施。

（4）麻醉知情制度：在进行麻醉操作前，麻醉医生会告知患者相关情况并由患者或被委托人签写同意书，告知内容包括术前诊断、麻醉名称及方式、麻醉风险、防范措施。

（5）输血知情制度：输血前主管医生会向患者告知相关情况并由患者或被委托人签署同意书，告知内容包括输血的目的、必要性、种类、数量、可能发生的风险、并发症及防范措施。

104. 手术前患者为什么需要禁食、禁水？

所谓禁食、禁水，是指禁止吃食物和饮水。一般手术前都要求患者禁食、禁水，其主要目的是排空胃内容物，避免术中、术后发生呕吐造成**误吸**。因为手术操作时刺激腹膜或内脏，有些麻醉药物也可刺激消化系统，造成患者呕吐。而麻醉后，呼吸道的保护性反应已减弱，故呕吐物可**误吸**入呼吸道引起阻塞或吸入性肺炎。

正常人胃内物质排空需要 4~6 小时，当情绪激动、恐惧、焦虑或疼痛不适时，可导致排空速度减慢，因此成人一般在手术前 8~12 小时开始禁食，以保证胃的彻底排空。有些患者偷偷地瞒着医生和护士进食水，这是非常危险的，极易造成手术中**误吸**，严重者导致窒息死亡。因此，如果术前禁食、禁水时间不够或又吃了东西，则需推迟手术时间，甚至取消该手术。

105. 手术当天患者家属应该做点什么？

手术当天患者的直系亲属应该在患者进入手术室前到达病房陪伴患者，这对患者是一种安慰。在手术进行过程中，家属需在手术等候区耐心等待，不要离开，因为在手术中如果出现一些特殊情况，医生需要及时找家属商谈，并请家属做出决定。手术结束后，患者回到病房，在向手术医生和麻醉医生了解病情后，家属就可以按照医院要求留人陪护或由院方监护。

106. 手术前为什么需要患者做好心理上的准备?

手术前有些患者会产生焦虑、紧张、恐惧、不安及抑郁等不良情绪,可影响患者的睡眠、食欲等,导致患者健康状况下降,免疫功能减退,致使机体对病毒、细菌等的抵抗力降低,还可导致患者心率加快、血压升高等问题,将会增加手术的风险及术后发生并发症的机率。因此,良好的心理准备是保证手术顺利进行的首要条件。

107. 为什么手术前需要患者进行呼吸道准备?

手术后患者因为伤口疼痛而不敢深呼吸、咳嗽和排痰,导致呼吸道分泌物在气道内积聚,降低了肺的通气量,加重气道阻塞,造成肺不张,呼吸道易感染致肺炎,因此需在手术前进行呼吸道准备。

吸烟的患者应该在手术前1~2周停止吸烟,以减少上呼吸道的分泌物。

练习正确咳痰的方法:腹式呼吸(用鼻深吸气,尽力鼓起腹部,屏气1~2秒后,嘴唇微缩成吹蜡烛状缓慢呼气,呼气时腹部自然回缩)数次→深吸气→憋住气→放开声门,收缩腹肌使气体快速冲出将痰咳出。

有呼吸道炎症者,术前应用抗生素、雾化吸入等治疗,待感染控制后才可以接受手术。

108. 胃癌患者术前为什么要戒烟？

外科手术对人体本身是一种创伤，往往需要很长时间才能恢复。几乎所有的外科医生都会劝患者术前戒烟，因为术前吸烟可导致术中及术后诸多并发症，如血压升高、诱发心绞痛及支气管哮喘等，同时术后咳嗽、咳痰以及肺部并发症增多，术后咳嗽增加腹腔压力，可能导致伤口裂开。

那么手术前何时开始戒烟呢？通常要求术前4周以上。同时积极鼓励所有患者术后恢复期戒烟，以利于术后恢复。对于有肺部基础疾病的患者戒烟的时间应该延长到8周。

109. 手术前一天为什么要为患者做手术区域皮肤准备？

皮肤是机体的天然防御线，手术会破坏此防御线而增加感染的机率。手术前进行皮肤准备的目的就是预防手术后切口感染。皮肤准备通常在手术前一天进行，皮肤准备的内容包括除去患者手术区域的毛发、污垢及微生物。手术区皮肤准备的范围一般应包括以切口为中心，半径在20cm以上的范围。此外，手术前一天患者还应修剪指甲、剃须、洗头、洗澡。小儿可以不剃体毛，只做清洗。

110. 手术日需要患者做什么准备？

手术日不要化妆，要去除患者的唇膏、指甲油，以便于手术中观察患者末梢血液循环情况；要取下活动性假牙，因为假牙可能会脱落而阻塞呼吸道；取下发卡、假发、金属物品、饰物等，因为金属会导电，饰物会伤及患者；将随身携带的所有贵重物品，如首饰、钱、手表，交由家属保管，如为助听器、隐形眼镜，可暂时戴着，便于与手术室工作人员谈话、沟通，可于手术前一刻取下；患者贴身穿着干净的病服；依照要求禁食、禁水；术前要排空膀胱，其目的是为了避免麻醉后造成手术台上排尿，避免手术过程中误伤膨胀的膀胱，避免患者手术后因受麻醉影响或麻醉未清醒而发生排尿困难。

111. 胃癌患者为什么手术前喝泻药？

通常情况下，医生会在手术前 1~3 天开始对胃癌患者进行**肠道准备**。当然，各个医院所用的**肠道准备**方法各不相同，但原理大同小异，即口服导泻药物或进行灌肠。通过**肠道准备**，可以减轻肠道内容物的容量负荷，减轻术后腹胀的症状。同时，部分胃癌手术可能涉及小肠或大肠，术前进行**肠道准备**可以尽可能保持肠道内清洁，减少术中污染的发生。

但近年来胃癌术前进行**肠道准备**的观点逐渐受到了质疑，部分医生的观点认为术前应用泻药清肠会导致患者**电解质紊乱**和肠道菌群紊乱。因此在这个问题上目前存在争议，但大部分医院仍会在术前对患者进行**肠道准备**。

112. 胃癌患者术前为什么要放置尿管？尿管要插几天才能拔除？

通常像胃癌根治术这样较大的全麻手术，需要在手术之前放置尿管。胃癌手术对盆腔神经无明显刺激和损伤，因此，对患者术后排尿功能基本无影响。通常在术后 2~3 天可以将尿管拔除，大部分患者可顺利排尿。少数患者尤其是高龄男性患者，在拔除尿管后可能出现尿潴留现象，需重新置尿管，经尿管间断夹闭训练后才能恢复排尿功能。

113. 糖尿病患者一直口服降糖药，手术前是否停药，应该什么时间停药？

糖尿病患者胃癌手术后通常无法口服降糖药物。因此，静脉使用胰岛素成为术后控制血糖的主要方法。一方面，患者营养摄入的方式由术前的经口进食变成了经静脉营养输液；另一方面，血糖控制由口服降糖药变成了静脉使用胰岛素，因此，想要在短时间内将血糖控制得非常平稳是有一定难度的。患者通常在术前 1~2 天开始静脉滴注营养液，并根据病情摸索胰岛素用量，根据血糖监测的结果将胰岛素用量由少至多调整。手术后，受到身体应激反应的影响，血糖会比术前更高，需要进一步调整胰岛素的用量。因此，**围手术期**血糖控制是一个随时监测、随时调整的过程。

当术后患者开始进流食、半流食时，会逐渐减少输液中胰岛素的用量，并逐步恢复使用口服降糖药物。

114. 如何帮助患者术后尽快康复？

近年来，欧美一些国家极力推广一种称为快速康复外科的理念，患者住院时间明显缩短，显著提高了患者术后康复速度，使得许多疾病的临床治疗模式发生了很大的变化。

快速康复外科的概念是指在术前、术中及术后应用各种已证实有效的方法以减少手术应激反应及并发症，加速患者术后的康复。许多措施已在临床应用，如**围手术期**营养支持、重视供氧、不常规应用鼻胃管减压、早期进食、应用生长激素、微创手术等。快速康复外科一般包括以下几个重要内容：①术前患者健康教育；②更好的麻醉、镇痛及外科技术以减少手术应激反应、疼痛及不适反应；③强化术后康复治疗，包括早期下床活动及早期肠内营养。重点在于鼓励患者尽快地恢复正常饮食及尽早下床活动。术后患者不应长期卧床休息，因为这将增加肌肉丢失，降低肌肉强度，损害肺功能及组织氧化能力，加重静脉淤滞甚至导致血栓形成。

115. 患者手术后家属需要做点什么？

为了减轻和消除手术给患者身心带来的创伤，使患者尽快恢复正常生活及工作，在护理过程中，往往需要患者家属的配合及参与才能获得更好的效果，在以下几个方面患者家属能积极发挥作用：

（1）心理护理：积极安慰和鼓励患者，认真倾听患者的倾诉，并给予支持和理解。帮助患者分散注意力，使患者放松情绪，如帮助患者按摩、锻炼、听音乐等。保持环境的整洁舒适，并始终陪伴在患者身旁。对有疑虑的患者，家属可配合医生讲解治疗的重要性，帮助其疏导心理。

（2）手术切口的护理：保持伤口的清洁和卫生，避免伤口感染，伤口拆线前尽量避免碰撞挤压。发现伤口有感染、化脓、流血等情况时，应及时与医护人员沟通。

（3）各种引流管的护理：注意引流管是否通畅，在患者翻身或下床活动时则应固定好引流管，防治其脱落。当发现引流量、色、质发生变化时应及时告知医护人员。

（4）饮食护理：术后饮食应严格遵守医务人员的嘱咐，饮食初起应为流食、半流质饮食，如牛奶、稀饭、红枣粥、肉汤等，继而是易吞食、易消化、营养丰富的软食，如面包、馄饨、面条等，配以肉、鱼、蛋、豆制品、蔬菜、水果等，对部分虚弱或胃肠功能不足的患者应采用少量多餐的方式。部分患者可根据需要给予**要素饮食**。

（5）早期活动：术后活动分为床上活动和离床活动两种。床上活动主要是为患者翻身、拍背、按摩腿部或进行上下肢活动，为带有输液管或其他导管的患者翻身时，应注意保护好导管，以免扭曲、折叠、脱落；离床活动应在患者的病情稳定后进行，在护士或陪护家属的协助下，先让患者在床边坐几分钟，无头晕不适者，可扶着患者沿床边走几步，患者情况良好时，可进一步在室内慢慢走动，最后再酌情外出散步。

（6）保持口腔清洁卫生，预防并发症发生，刷牙或漱口是保持口腔清洁常用的方法。

116. 手术后患者应如何与医护人员配合，以利于身体康复？

癌症和其他疾病一样，有相当数量的患者是可以治愈的。对癌症不要过分恐惧和悲观，这不但无助于治疗，相反，由于精神过度紧张和焦虑，寝食不安，会降低机体的抵抗力，对术后恢复不利。既然手术已经成功，手术后患者更应放下思想包袱，吃好、睡好，增强自身的抵抗力。

针对癌症的手术通常是需要在全身麻醉下进行，麻醉过程中需要在患者的气管内留置一根导管，所以，手术后可能会痰液比较多，为防止呼吸道感染，要尽量把痰液排出。

饮食方面也要做到荤素搭配，多补充蛋白质、维生素、矿物质等，使摄入的营养比消耗的多，以提高机体的抗癌能力。如果医生没有提出特别要求，原则上不必忌口，多吃富于营养的食物，如肉、鱼、蛋、豆类、谷类等，尤其要多吃新鲜蔬菜和水果，因其中含有丰富的维生素 C，对抗癌有一定的作用。戒除烟酒，不吃酸、辣等刺激性的食物，不吃过冷或过热的食物。

由于治疗癌症的手术常常是切除或部分切除了某脏器，对生理功能损伤往往较大，因此，恢复时间可能会较长。伤口愈合后，应适当进行锻炼，原则是量力而行，循序渐进，持之以恒。

117. 术后伤口疼痛怎么办?

伤口疼痛是许多患者最担心的问题之一，伤口疼痛是人体应激反应的一个重要表现，是一种正常的心理反应。疼痛的程度与伤口大小、手术部位等相关，与患者的焦虑情绪也密切相关，焦虑情绪越严重，机体的**痛阈**越低，心理上高度恐惧的患者对疼痛的敏感性增高。由于每个人对疼痛的敏感性不同，疼痛的程度因人而异。但是，随着医学的发展，已经可以解除或减轻患者术后疼痛，通常有两种方法减轻创口疼痛，一种方法是在静脉或硬膜外腔留置手术后镇痛泵注药，该方法可以持续、平稳地减轻疼痛，但部分患者有较明显的头晕、恶心等不适；另一种方法是在疼痛剧烈时肌内注射镇痛药，该方法镇痛效果好，但持续时间短，通常可持续 2~4 小时。疼痛最明显的是手术后 48 小时内，以后渐渐缓解。手术后常用的镇痛药都有不同程度的抑制肠胃运动的不良反应，会影响患者下床活动的恢复，但短期使用不会产生依赖性。

118. 胃癌手术后伤口疼痛，担心打镇痛针上瘾，应该怎么办？

胃癌患者术后伤口疼痛是手术后无法避免的情况，通常情况下前 2~3 天会比较明显，之后会逐渐减轻。因此，在术后 2~3 天内使用适量的镇痛药物是必要的，也是安全的，并不会引起药物成瘾。但如果长期过量使用镇痛药物就存在药物成瘾的可能性了。因此不能因为伤口有一点疼痛就要求打镇痛针。此外，如果术后持续存在伤口剧烈疼痛的现象，应积极寻找原因，明确是否存在伤口感染等原因，并积极处理。

119. 胃癌患者术后第一天开始为什么要半坐位？

患者术后当天回到病房后应该给予平卧位。但当术后第一天，在**生命体征**平稳、呼之能应的情况下可给予半卧位，将床头逐步摇高到 30°~45°。这样做可以使患者胸廓下部和膈肌活动度增大，肺活量增加 10%~15%，有利于通气，还可以增加回心血量和心排出量，促进全身血液循环，提高血氧含量，改善全身缺氧情况。同时半卧位能减轻腹部切口张力，减轻疼痛，以改善呼吸。早期半卧位还有利于腹腔引流，预防膈下积液，降低机体的炎症反应。

120. 手术后患者为什么要进行早期活动？

由于手术创伤的打击，精神和体力的消耗，加之有的患者担心起床活动会影响伤口愈合，一般患者手术后都愿意静卧休息。其实，早期活动可使患者机体各系统功能保持良好的状态，预防并发症的发生，促进术后身体的康复，那么早期活动有什么好处呢？

早期活动可以增加患者的肺活量，促进呼吸和肺扩张，可减少肺炎、肺不张的发生；促进血液循环，防止下肢静脉血栓形成；避免因肢体肌肉不活动而导致的肌肉萎缩；促进胃肠蠕动和排气，减轻腹胀和便秘；促进膀胱功能恢复，避免排尿困难；早期活动还可以增进患者食欲，利于身体康复。

手术后当天，患者即可在床上进行深呼吸，四肢屈伸活动及在他人协助下翻身，手术次日可在协助下于床边扶坐，无不适可扶床站立，室内缓步行走。活动时要掌握循序渐进、劳逸结合的原则，逐渐增加活动范围和活动量。避免没有准备而突然站立。感觉头晕、心慌、出虚汗、极度倦怠时应及时休息，不可勉强活动。

121. 术后早期活动会影响手术伤口恢复吗？

术后进行适当活动有助于促进患者身体恢复，减少或避免许多并发症的发生。适量的活动虽然会引起伤口疼痛加重，但只要活动量适宜，保护措施到位，不会引起伤口出血或裂开，因此可以在医生的指导下进行。不能因为害怕伤口疼痛或伤口裂开而不敢进行活动。

122. 术后近期饮食应该注意哪些？

手术过后的饮食非常重要，稍有不慎不仅会影响患者的康复，还可能带来更多的损害，因此，手术后保持营养均衡是非常重要的，各种外科手术过程中一般都有出血或组织液渗出，因此很可能会造成贫血及低蛋白血症，同时，疼痛、创伤及手术中的刺激会导致营养物质消耗的增加。所以手术后通过合理饮食保持营养均衡是术后伤口愈合、体质恢复所必需的。在食物的选择上面要注意以下几点：

（1）保证饮食的多样性：手术后要多进食营养价值较高、清淡而又容易消化、吸收的食物，尤其是优质动物蛋白；其次是补充微量元素，尤其是锌与钾。锌是化学反应中的媒介，在促进蛋白（尤其是胶原蛋白）的合成中起重要作用；再次是各种维生素及纤维素的补充，它们可以增加抗感染的能力，而维生素A、维生素C、维生素E还可以促进伤口愈合；要避免食用猪油、动物内脏、鳗鱼，少吃肥肉及含胆固醇较高的海鱼等，还要避免烟、酒及浓茶等。

（2）根据手术类型与患者病情选择食物：不同的手术类型在选择食物时也有不同的侧重点。消化系统手术后饮食宜清淡和细腻，这时考虑的是利于胃肠道的功能重建和恢复，一些蛋白粗纤维或植物粗纤维应慎重摄入；术后一天内，不宜进食牛奶、豆浆等易胀气的食物。能正常进食时，应给予熟烂、嫩、软、少渣以及营养搭配合理的食物。切忌为让患者增进食欲而投其所好，进食辛辣、富含脂肪或煎炸的食物。

（3）根据术后时间选择食物：多数患者手术后2～3天开始恢复肛门排气，这表明肠道的功能开始恢复。早期进食和活动可增进肠道蠕动的恢复。如无特殊情况，排气后可进流质饮食（粥水、汤水等），饮食一般第一阶段开始以清流食为主，如米汤、果汁等；随着病情稳定进入第二阶段，改为流食，如牛奶、豆浆等；第三阶段改为半流食，如粥等；第四阶段为软饭或普通饭。

123. 癌症患者术后许多天不能吃饭，会造成营养不良影响伤口愈合吗？

手术后一般伤口愈合拆线的时间是：头面部4～5天，腹胸背部7～12天，四肢12～14天。有人担心癌症患者许多天不能进食会影响伤口愈合，实际上影响伤口愈合的因素有很多，包括：①年龄（特别是老年人，愈合速度会慢）；②伤口感染或污染；③患者合并贫血（出血性及慢性）；④营养状况（营养不良或肥胖、缺乏维生素A或维生素C、微量元素锌、铁或铜）；⑤合并其他疾病（如肝硬化、血管性疾病、糖尿病、慢性肺病、尿毒症等）；⑥用药史（特别是类固醇类和激素类药物）；⑦放射线史及化疗史；⑧缝合方法、引流、异物等；⑨饮食调养情况（烟、酒、辛辣饮食）。

124. 胃癌患者做了全胃切除术后还能进食吗？进食应遵循哪些原则？

胃癌患者行全胃切除术后，虽然没有胃了，但消化道重建后用空肠代替胃的作用，同样可以进食，但对饮食方面有了更高、更严格的要求。

做过胃切除术后，患者一般在 1~3 天内逐渐恢复肠功能。当肠内气体从肛门排出后，就可进食少量清流食，如米汤、蜂蜜水、面汤、青菜汤等，每次饮用 100~150ml，一日饮服 6~7 次。3~5 天后应改为流食，如大米粥、小米粥、鸡蛋汤、鸡蛋面糊等，一日吃 5~6 次。

术后 1 周可吃半流饮食，如面条、馄饨、小米红枣粥等。产气的食物如牛奶、豆浆以及含粗纤维多的食物，如芹菜、黄豆芽、洋葱等均不宜食用。

伤口愈合、精神好转、消化功能良好、大便正常之时，可吃容易消化的软饭，如馒头、包子、软米饭、炒肉末青菜等，宜少食多餐。总之，胃切除术后患者在 6~12 个月内，仍要坚持饮食调理，不能掉以轻心，一般应遵循以下饮食原则：

（1）要坚持少食多餐，每顿少吃一点，一天 4~5 餐，以适应空肠代胃容纳不足的特点。千万不可暴饮暴食。

（2）防止贫血。全胃切除术后，小肠上端蠕动加快，扰乱了消化生理功能，从而影响了蛋白质与铁的吸收，因而易发生缺铁性贫血。因此，患者可适当多吃些瘦肉、鱼虾、动物血、动物肝肾、蛋黄、豆制品以及大枣、绿叶菜、芝麻酱等富含蛋白及铁的食品。

（3）因为空肠代胃消化能力较弱，平时勿食生冷、坚硬及粗纤维多的食物，忌食辛辣刺激性强的调味品，如胡椒、芥末等，严禁饮烈性酒。

125. 什么是清流食、流食、半流食和软食？

清流质饮食：是一种限制较严格的流质饮食，包括水、米汤、稀藕粉、果汁、蛋花汤等。

流质饮食：流食是食物呈液体状态，包括有稠米汤、牛奶、菜汁、豆浆、清鸡汤、清肉汤等。

半流质饮食：是一种半流质状态，纤维素含量少，容易咀嚼和消化，营养丰富的食物。包括粥、面条、蒸蛋羹、豆腐脑、碎菜叶、肉末等。

软质饮食：是指质软、粗硬纤维含量少、容易咀嚼和消化的食物。包括软米饭、馒头、包子、面条和各种粥类。肉类应剁碎，菜应切细。蛋类可用炒、煮和蒸等方法。水果应去皮，香蕉、橘子、猕猴桃等均可食用。

126. 吃海鲜对胃癌患者有益吗？

在民间有一种说法，认为海鲜类食品是"发物"，对术后恢复不利，尤其会影响伤口愈合。人们之所以有这种说法，是因为一小部分患者在进食此类食物后会引起**过敏反应**，从而诱发皮疹、哮喘等加重。

胃癌患者术后康复过程中，免疫力低下，需要多补充蛋白质、热量和维生素。而海鲜类食物正是富含蛋白质、热量和维生素等营养成分的一类食物。因此，适时适量地进食海鲜类食物对患者的恢复是有益的。当然，还需要根据患者胃肠道功能恢复的情况来决定进食的时机和量，可尝试从少量开始，逐渐加量。当然，由于海鲜类食物富含嘌呤，易造成高尿酸血症，合并痛风的患者仍需控制食用。

127. 手术后多长时间可以洗澡？

首先要看伤口的愈合情况，一般愈合良好，无红肿疼痛化脓等，拆线 3~7 天左右就可以洗澡了。洗澡时需注意水温适宜，不要用力揉搓伤口，伤口局部也不应浸泡时间过长，毕竟局部刚愈合伤口皮肤较薄，且长时间浸水容易引发感染，一般主张采用淋浴的方式，避免盆洗或泡澡。其次，要看患者身体恢复情况，洗澡需要患者能基本自理，体质弱的患者洗澡时需有人陪伴，且时间不宜过长。

128. 为什么拔了导尿管后还不能解小便？怎么办？

绝大多数患者拔除导尿管后可自行解小便，但也有少数患者拔了导尿管后不能自解小便，引起这种现象的原因可能有患者不习惯于床上解小便、留置导尿管导致尿道黏膜炎性水肿、长期留置导尿管致使膀胱敏感度降低等，通常都是暂时性的，建议患者首先要放松精神，不要太急躁，也可以由家属搀扶患者下床试试，或用热毛巾热敷、或用手按摩下腹部、或有尿意时听流水声。如果是长期留置尿管的患者，在拔除导尿管前先进行膀胱训练，间断夹闭导尿管（每次夹半小时至2～3小时）至患者感觉想要排尿再放开，如此锻炼1～2天后再拔除导尿管。如果上述方法都不奏效，可以考虑重新留置导尿管，必要时做膀胱造瘘术，待排尿功能完全恢复后再拔除导尿管。

129. 带尿管出院需注意什么？

有些患者术后需要带尿管出院自行护理，这就要求患者及家属注意以下几个方面：

（1）导尿管留置时，为避免感染及尿管阻塞，务必充分摄取水分，每天至少2000ml，以增加排尿量；每天尿量至少维持在1500ml，以稀释尿液及产生自然冲洗力。

（2）集尿袋引流位置须在患者的尿道口以下位置，以充分引流尿液，同时避免因尿液逆流造成的尿路感染，但勿放置于地上，可用别针固定于裤腿膝盖左右位置。

（3）导尿管与集尿袋接头应保持密闭，以防受污染。

（4）每天消毒会阴部、尿道口，解完大便后需注意清洁。

（5）导尿管和集尿袋管子不可扭曲或受压，以防阻塞，穿宽松透气的内衣，且不可拉扯，以防出血。

（6）尿量超过集尿袋一半时需要倒尿，并随时观察尿液颜色、量、浑浊度。

（7）如发现尿道口有发红、肿痛、分泌物增加等症状，及时到医院就诊。

（8）集尿袋与尿管的更换，需遵循医务人员指导。

130. 胃癌患者术后为什么会发热？

胃癌患者术后发热可能有以下几种原因：①吸收热：手术后由于组织创伤，蛋白质分解，需要机体吸收，此时会发热，体温一般在38℃左右，维持数天即恢复正常，称为吸收热；②感染或并发症：如果手术后持续高烧，可能有其他感染或并发症等原因，如肺部感染、肺不张、膈下脓肿、伤口感染、腹盆腔感染、吻合口瘘等；③输液过敏反应：部分患者出现输液过敏反应时，表现为寒战后高烧，体温常可超过39℃，需及时停用怀疑致敏的药物，并应用抗过敏药物及退热药物减轻患者症状；④静脉营养支持：部分患者在术后输注脂肪乳、氨基酸等营养制剂是会出现体温升高现象，通常采用减慢输液速度的方法来减轻症状。

131. 术后患者发热怎么办？

通常当患者体温在38.5℃以下时，可考虑采用冰袋冷敷、酒精擦浴等方法物理降温，无需使用退热药物。但如果体温高于39℃，就会增加人的氧气量消耗，患者会出现头痛、烦躁，同时心率会明显加快，增加心脏负担，所以要积极采用药物与物理降温联合使用的方法，使患者体温尽快下降。

132. 如何帮助患者咳痰？

腹部手术后，患者如不能进行有效的深呼吸和咳嗽排痰，容易发生肺炎、肺不张等肺部并发症，尤其以年老体弱、有慢性支气管炎、肺气肿及长期吸烟史者更为常见，影响患者术后恢复，严重时甚至有生命危险。

咳痰时，可让患者处于半卧位或坐位，护理人员双手由两侧向中央轻按腹壁，以减轻疼痛，鼓励患者咳痰。如痰液黏稠不易咳出，可采用拍背的方法，用手掌面呈杯状叩拍患者背部及两侧胸壁，自下而上，自边缘到中央，利用手腕的力量，使痰液松动，容易排出。同时，可采用雾化吸入及静脉使用化痰药物，稀释痰液，使其易于咳出。

133. 如何看心电监护仪？

心电监护仪是医院使用的精密医学仪器，能同时监护患者的动态心电图形、呼吸、体温、血压（分无创和有创）、血氧饱和度、脉率等生理参数。它可以24小时连续监护患者的生理参数，检出变化趋势，指出临危情况，提供医生应急处理和进行治疗的依据，使并发症减到最少以达到缓解并消除病情的目的。

通常在心电监护仪中各项重要生理参数都会有一个设定的安全区间，当某项指标超出了设定的安全区间，心电监护仪会报警，此时需要找医护人员进行观察或处理。

常用心电监护仪界面

图中右侧数据（自上而下分别为心率、血压、血氧饱和度
及呼吸频率和体温）

134. 空肠营养管起什么作用？

胃癌手术后患者禁食时间较长，需要营养支持，一旦出现吻合口瘘或胃瘫等并发症，更需要营养支持。术前或术中放置空肠营养管，并于术后早期给予肠内营养支持，可减少静脉输液的量和时间，降低治疗费用，同时有利于维持肠道吸收功能，减少肠黏膜屏障损伤，防止肠道细菌和毒素移位，降低感染的发生率。

小肠有消化、吸收、分泌、蠕动功能。一般消化、吸收功能在术后 8～12 小时就恢复了，因此在有空肠营养管存在的情况下，可以在尚未排气、排便时就开始经营养管给予肠内营养，同时避免了经口进食时食物经过吻合口的风险。

135. 胃癌患者术后为什么会恶心、呕吐？

术后恶心、呕吐是全麻术后常见的并发症之一，可能导致患者脱水、**电解质紊乱**、切口裂开、**误吸**等不良后果。通常发生的机率为20%～30%，女性发生机率比男性高，年轻的患者发生机率比老年患者高。同时它的发生也与麻醉药物的品种和剂量有关。部分患者与术后使用持续镇痛泵有关。少数患者单纯是因为对胃管刺激比较敏感而产生恶心、呕吐症状。

对于出现术后恶心、呕吐的患者，可使用中枢止吐药物控制症状，必要时停用镇痛泵。

136. 术后早期睡不醒是什么原因？

全麻手术后因为麻药尚未完全代谢干净，加之手术对患者身体是一个很大的打击，术后早期患者会感觉非常"劳累"，所以会出现睡眠比平时要多的情况，这属于正常现象。

但如果全麻结束后超过2个小时患者仍然意识不清，则应考虑全麻苏醒延迟的问题。全麻苏醒延迟的原因很多，主要与麻醉药用量过多、手术过程中代谢紊乱、体温过低、术前有效睡眠不足、肥胖、饮酒、高龄等因素有关。治疗方面需积极寻找全麻苏醒延迟的原因，有针对性地进行治疗，同时监测患者的**生命体征**，保持呼吸道通畅。

137. 胃癌术后第一天胃管内有少许血丝要紧吗?

胃癌手术后上消化道内可能残存少量血液,可以通过胃管被引出。因此术后前几天胃管内有少许血丝是正常的,通常几天之后胃液会变得比较清亮,或为黄绿色胆汁。但如果术后几天胃管内持续存在血性液体、量较多,则要考虑存在上消化道出血的可能,需及时通知医生,进行相应的检查和处理。

138. 胃癌术后几天拆线?

通常胃癌手术腹部切口拆线时间为术后 8~12 天,但如果患者存在高龄、低蛋白血症、糖尿病等影响伤口愈合的因素,拆线时间可适当后延。如果伤口愈合过程中发现伤口存在脂肪液化或感染,需通过换药方式促进伤口愈合,拆线时间也需后延。

139. 什么是术后胃瘫综合征?

术后胃瘫综合征是指腹部手术后继发的非机械性梗阻引起的以胃排空障碍为主要表现的胃动力紊乱综合征,是腹部消化道手术后常见并发症之一。其主要表现为术后持续胃液量大,通常每天 800ml 以上,持续时间超过 10 天,或表现为开始进食后 1~2 天上腹部饱胀,伴频繁呕吐,呕吐后腹胀可缓解。

胃瘫综合征首选非手术治疗,可采用禁食水、胃肠减压、营养支持、药物、针灸等综合治疗。大部分患者可在数周内好转。

140. 什么是倾倒综合征?

倾倒综合征是由于胃大部切除术后，原有的控制胃排空的幽门窦、幽门括约肌及十二指肠球部解剖结构不复存在，加上部分患者胃肠吻合口过大，导致胃排空速度过快所产生的一系列综合征。主要表现为心慌、心动过速、出汗、无力、面色苍白等，并可伴有恶心、呕吐、腹部绞痛、腹泻等消化道症状。可发生在进食后半小时内，称为早期倾倒综合征；也可发生在进食后2~4小时，称为晚期倾倒综合征。治疗方法通常采用饮食调整疗法，即少量多餐，避免过甜食物、减少液体摄入量并降低渗透浓度常可明显改善。饮食调整后症状不能缓解者，用生长抑素治疗，常可奏效。手术治疗需谨慎。

141. 为什么胃癌术后容易出现反酸、烧心的感觉?

胃癌术后容易出现反酸、烧心的感觉主要有以下两个方面原因：

（1）碱性反流性胃炎：行远端胃大部切除术后，尤其是行毕Ⅱ式吻合后，碱性胆汁、胰液、肠液易反流入胃中，破坏胃黏膜屏障，导致胃黏膜充血、水肿、糜烂等，表现为上腹部或胸骨后烧灼痛、呕吐胆汁等，抑酸剂治疗无效，较为顽固。治疗可服用胃黏膜保护剂、胃动力药及胆汁酸结合药物等。

（2）反流性食管炎：行近端胃大部切除术后或全胃切除术后，碱性胆汁、胰液、肠液或者酸性胃液易反流至食道下段，引起"烧心"的感觉，可采用少食多餐、进餐后适当活动等方法减轻症状，近端胃大部切除术患者可服用抑酸药物。

142. 术后插的胃管什么时候可以拔掉?

胃癌术后插胃管的作用非常重要:①胃肠减压;②观察胃内出血等情况。

通常腹部手术后最初几天胃肠道处于休息状态,无排气排便,此时胃液、肠液依然会分泌,造成胃肠道内压力不断增高。有胃管存在的情况下,可将胃内的液体不断抽出,降低压力,增加吻合口愈合的安全性,同时会减轻上腹部胀痛不适的症状。

术后可能出现吻合口出血、应激性溃疡出血等情况,通过胃管引流出液体的性状,可以发现并判断出血情况。

因此胃癌术后不能擅自将胃管拔除,通常需在排气、排便后由医生根据胃液引流量的情况进行判断后拔除。

143. 为什么会出现术后吻合口瘘?如果出现了怎么办?

胃癌术后吻合口瘘常发生在术后1周左右。原因与吻合口张力过大、组织血供不足、缝合技术不当等因素有关,在贫血、水肿、低蛋白血症的患者中更易出现,同时高龄、糖尿病、长期服用激素类药物病史等也被认为是吻合口瘘发生的相关因素。

出现吻合口瘘后,如患者出现高热、脉速、腹痛及弥漫性腹膜炎的表现,需立即手术进行修补、腹腔引流;症状较轻无弥漫性腹膜炎时,可先行禁食、胃肠减压、充分引流、肠外营养、抗感染等综合治疗,推荐胃镜下置入空肠营养管,及时给予肠内营养支持。如采取合适的治疗方法,患者有望在数周至数月后好转。

144. 手术后进食后频繁出现呕吐的原因是什么？

胃癌患者术后进食后频繁呕吐可能与以下几个原因有关：①胃瘫综合征：患者多于术后数日内停止胃肠减压、进食流质或由流质饮食改为半流质饮食后出现上腹饱胀不适、恶心、呕吐及顽固性呃逆等症状，一般疼痛不明显，食后吐出大量胃内容物，可含有或不含有胆汁，吐后症状暂时缓解。胃瘫一旦发生，常持续数周甚至更长时间，目前尚缺乏有效的治疗方法。采用非手术治疗一般均可治愈，用促进胃肠动力药物可能收到一定的疗效。②术后肠梗阻：胃癌术后远端肠管可能因术后粘连、组织水肿、炎症肿块压迫等原因形成梗阻。临床表现为上腹部饱胀、呕吐含胆汁的胃内容物。钡餐检查及立位腹平片可以帮助明确梗阻部位。如果非手术治疗无效，应进行手术以解除梗阻。③吻合口梗阻：因吻合口太小或吻合时胃肠壁组织内翻过多引起，也可因术后吻合口炎症水肿出现暂时性梗阻。如为前者，常需再次手术处理；如为后者，经胃肠减压等处理后吻合口水肿可消退，梗阻可缓解。

145. 锁骨下静脉穿刺管有什么作用？

锁骨下静脉穿刺管是中心静脉置管的一种，即通过穿刺的方法在锁骨下静脉处置入管路，用于静脉输液。锁骨下静脉穿刺管适用于以下患者：①因长期不能进食或丢失大量体液需补充高热量、高营养液体及电解质的患者；②需迅速输入大量液体、纠正血容量不足、升高血压者；③进行长期化疗、输入刺激性较强的化疗药、外周静脉难以长时间输液者。

146. 腹腔引流管有哪些作用？

腹腔引流管是患者行腹部手术时医生根据手术需要，在腹腔内手术野的下方放置橡皮引流管，目的是将术中术野处的渗出液从腹腔内利用压力高向压力低处流的原理，将引流液引出，以减少渗出液毒素的吸收，防止腹腔脓肿，同时观察有无术后并发症的发生。

在术后发生腹腔感染、吻合口瘘等情况下，腹腔引流管的作用至关重要。如能通过引流管充分引流，病情可能往较好的结果发展；但如果引流不畅，则情况可能逐渐加重。因此，腹腔引流管应由医生根据病情判断后拔除。

147. 胃癌患者术后为什么会有不定期的腹胀、腹痛，过一段时间又消失了？

胃癌术后早期，患者胃肠道功能处于静止状态，没有蠕动，也没有排气或排便。通常最快 2~3 天胃肠道开始蠕动，肠鸣音恢复，开始有排气、排便等。但在胃肠道刚开始恢复活动时蠕动较弱，也不协调。肠内的气体和液体在肠管内运动时，会引起部分肠管痉挛性收缩，这就是间断出现腹胀、腹痛的原因。等肠道功能进一步恢复，每天有规律排气、排便后，这种感觉会逐渐减弱并消失。因此，术后胃肠功能恢复早期不定期出现腹胀、腹痛症状是完全正常的，会逐渐消失，不需要紧张。

148. 胃癌术后换药，为什么还要按压伤口？

腹部伤口在愈合过程中可能会出现皮下脂肪液化或感染的情况，而伤口局部会出现红肿、压痛明显或挤压后有液体渗出等情况。因此，换药过程中，医生会对伤口进行消毒，也会对伤口愈合的情况进行检查和确认。对怀疑有问题的伤口，医生进行按压检查是正常的，必要时甚至可能拆除部分缝线，以确认有无皮下积液或感染。

149. 胃癌手术对患者有哪些长期影响？

胃癌手术对患者的长期影响主要有以下几个方面：

（1）营养性并发症：胃大部切除或全胃切除术后，进食量减少，消化功能减弱，容易出现饱胀感，使得营养摄入不足，体重减轻。同时，对铁、维生素 B_{12}、钙、磷的吸收能力会减弱，容易出现缺铁性贫血、骨质疏松、骨软化等情况，需适当补充上述成分。

（2）反流性胃炎或食管炎：胃癌术后，碱性肠液或酸性胃液易反流至残胃或食管下段，造成患者上腹部或胸骨后烧灼痛、呕吐和体重减轻。可服用胃黏膜保护剂或胃动力药物来控制症状。

（3）倾倒综合征：主要表现为进食后心慌、心动过速、出汗、无力、面色苍白等，并可伴有恶心、呕吐、腹部绞痛、腹泻等消化道症状。可发生在进食后半小时内，称为早期倾倒综合征；也可发生在进食后 2～4 小时，称为晚期倾倒综合征。治疗方法通常采用饮食调整疗法，即少量多餐，避免食用过甜食物、减少液体摄入量并降低渗透浓度常可明显改善。

（4）残胃癌：胃大部切除术后5年以上，残余胃发生的原发癌称为残胃癌。**随访**显示残胃癌的发生率为2%左右，可能与残胃常有萎缩性胃炎有关。患者有上腹疼痛不适、进食后饱胀、消瘦、贫血等症状，胃镜及**活检**可以确诊。如发现及时，可行手术治疗。

150. 胃癌患者为什么手术后要复查？

胃癌是恶性肿瘤的一种，即使手术切除非常彻底，术后辅助治疗也积极地做了，但仍有出现术后肿瘤转移或复发的机率。出现了转移或复发，如果能及时发现，可以采取多种方法进行治疗，其治疗效果也较好；但如果长时间不复查，到发现问题的时候肿瘤已经全身扩散，各种治疗方法的疗效都比较差了。因此术后复查非常重要。

通常术后2年之内每3个月需复查一次；术后2~5年每半年需复查一次；术后5年之后每一年需复查一次；癌症患者终身都需要复查。

151. 什么是术中腹腔热灌注化疗？

进展期胃癌一旦侵犯腹膜及浆膜层，往往被认为是手术不能根治的疾病。临床上对胃癌患者进行腹腔灌洗细胞学检查，发现癌细胞阳性者的5年生存率不超过5%。对于这样的患者，选择术后传统的静脉全身化疗及综合治疗来防治腹腔**种植**复发，其效果也非常有限。

研究表明，正常组织细胞在高温条件下能持续耐受47℃达1小时，而恶性肿瘤细胞仅能持续耐受43℃为1小时。腹腔热灌注化疗正是基于这个原理，把腹腔热疗和腹腔灌注化疗结合在一起，用 $42 \sim 44℃$ 的化疗液不断在腹腔内循环，达到杀死腹腔残留肿瘤细胞的目的。临床试验数据证明，腹腔热灌注化疗可明显提高腹腔灌洗细胞学阳性的进展期胃癌患者术后的生存率，减少腹腔**种植**复发。

152. 胃癌手术后需要进行辅助治疗吗？

胃癌患者是否需要进行后续的辅助治疗（包括化疗、放疗等），主要取决于患者的病理分期。对于Ⅱ期以上的病例，通常需要进行术后辅助治疗。但对于某一个患者是否需要进行辅助治疗，还需听取化疗科和放疗科医生的意见。医生除了依据病理结果，还需综合考虑患者的年龄、身体状况、合并疾病及术后恢复情况来决定具体的治疗方案。

153. 胃癌手术出院后患者需要注意什么？

胃癌手术后患者要按医嘱用药，还要根据具体情况进行其他辅助治疗，如化疗、免疫治疗、中药治疗等，更重要的是一定要定期复查，以便及早发现胃癌的复发或转移。保持心情愉悦，制定合理食谱，适当进行体育锻炼。

154. 手术中是否需要输血？输注亲属的血是否更安全？

输血是一种治疗手段，术中输血是在出血量达到了输血指征，可以给予适量的血液补充，如果术中出血也不少但未达到输血指征，考虑术后恢复的问题，也可以给予适量输血，所以术中是否输血还得依照病情。通常情况下，失血量在自体血容量10%以下可不必输血；血容量减少在20%以下，也不必输血，可补充适量的晶体溶液或胶体溶液；当失血量占血容量20%～50%时，在补充适量的晶体溶液或胶体溶液的同时，可输红细胞压积为70%的浓缩红细胞，使患者体内红细胞压积达到35%；当血容量减少在50%以上时，除输浓缩红细胞、晶体溶液或胶体溶液外，还可适量输白蛋白、血浆或新鲜全血，必要时可输用浓缩血小板。

直系亲属不能相互输血是一个医学常识，只是很多人都被电视剧里演绎的亲属输血剧情所误导。"献血法"中明确规定，为保障公民临床急救用血的需要，国家提倡并指导择期手术的患者自身储血，动员家庭、亲友所在单位及社会互助献血。对于亲友互助献血，人们会有一个误区，就是亲友献血之后，直接给直系亲属用。事实上，亲朋好友参加互助献血之后，血站会规避直系亲属间相互用血。因为有时亲属间（如父母与子女）输血后并发移植物抗宿主病的危险性比非亲属间输血的危险性要大得多。再者，很多人觉得自己的亲人平时身体看上去很健康，这并不能真正代表亲人身体真的健康，有一些病症有很大的潜伏性，仅凭人们的肉眼根本无法判别。因此，患者输血治疗应避免使用亲属供者的血液，亲属献血后可由血液中心调剂使用。

155. 什么样的患者需要到重症监护室监护？

重症监护病房又称为ICU，是英文 Intensive Care Unit 的缩写，原意为加强护理单位。重症监护病房是利用各种各样的现代化设备及先进的治疗手段，如呼吸机、监护仪、输液泵、起搏器、冰毯、胃肠道外营养等治疗手段，对各种各样的危重患者，进行密切的观察并用特殊的生命支持手段，以提高这些患者存活机会的一个特殊治疗护理病区。ICU 收治对象：原则上为各种危重的急性或慢性的可逆性疾病。主要包括：①各种复杂大手术后患者，尤其术前有合并症（如合并心脏疾病、糖尿病、高血压等）或术中**生命体征**不稳定者（如循环呼吸不稳定、大出血以及手术创伤比较大可能出现并发症的患者）；②心、肺功能衰竭的患者；③各种类型的休克；④有严重心律紊乱的患者；⑤严重感染、败血症、感染性休克等**生命体征**不稳定的患者；⑥器官移植术后；⑦各类急性脑功能障碍危重期的患者；⑧严重营养及水、电解质及代谢严重失衡者的患者；⑨各种原因心跳呼吸骤停，心肺复苏后需进一步生命支持；⑩其他危重症需 ICU 监测和治疗的患者等。

156. 手术中及术后为什么要患者穿弹力袜？有必要吗？

手术创伤是下肢深静脉血栓形成的主要因素之一，手术后下肢深静脉血栓发病率可达 10%~25%。下肢深静脉血栓可以引起患侧肢体的肿胀，但其更大的危害是容易引起肺动脉栓塞，阻塞了肺动脉主干或大的分支，可引起大面积肺梗塞，这是一种十分凶险的情况，患者常在数小时内死亡。因此，在西方发达国家，手术后预防下肢深静脉血栓形成已经成为常规内容。国外试验：把3000多例患者分成两组进行了对比研究，结果表明：手术后穿弹力袜的患者的下肢深静脉血栓形成的发病率仅5.6%，而不穿弹力袜的患者发病率可高达24%。由此可见，穿弹力袜有明显的预防下肢深静脉血栓形成的作用。

157. 什么是下肢静脉血栓呢？

血液在腿部的静脉内不正常地凝结、阻塞管腔，导致静脉回流障碍，这就是下肢静脉血栓。由于胃癌手术时间长，术后患者需卧床，手术破坏了腹部一些血管，影响腿部静脉血回流回心脏等，这些都是造成胃癌手术后容易发生下肢静脉血栓的原因；另外，还有一些原因容易导致下肢静脉血栓的形成，如恶性肿瘤、肥胖、血栓史、下肢静脉曲张、高龄、留置中心静脉导管等。

158. 下肢静脉血栓对患者有什么危害？

下肢静脉血栓如不及时治疗或治疗不当，可致患肢功能完全或部分丧失而致残；如果发生栓子脱离原发部位，则可引起急性肺栓塞（PE）而危及生命。下肢静脉血栓应早预防、早发现、早治疗。

159. 有什么方法可以预防下肢静脉血栓吗？

目前预防下肢静脉血栓的方法包括机械性预防和药物预防。机械性预防包括：按摩下肢、弹力袜、间歇性压力泵等，主要是通过促进下肢的血液循环来预防下肢静脉血栓；药物预防是指通过应用一些抗凝的药物来预防下肢静脉血栓，比如注射低分子肝素。医护人员会根据患者发生静脉血栓的可能性来决定采取哪些方法。

160. 怎么正确有效的穿弹力袜呢？

弹力袜，又称抗血栓梯度压力带，能有效预防术后下肢深静脉血栓。它的原理是从脚踝往上到大腿根部，有逐级递减的压力，利于下肢血液回流。正确穿着和保养弹力袜，才能有效发挥其抗血栓的功效。

腿长型弹力袜

（1）护士根据患者体型选择合适尺寸的袜子，弹力袜分两种长度，一种是腿长型，适合卧床的患者；一种是膝长型，适合能够下地活动的患者。手术后的患者，根据病情由腿长型逐渐过渡到膝长型。

（2）手术当天早晨，护士为患者穿好腿长型弹力袜，再送患者去手术室；或者手术后回病房，立即为患者穿上弹力袜。两者无差异。

（3）早上起床前，躺在床上穿袜子；如已起床，让患者重新卧床，抬高下肢 10 分钟，使静脉血排空再穿。保证穿好的弹力袜平整无皱褶。

（4）每天可以脱下弹力袜两次，建议早晚各一次，检查下肢皮肤情况；但每次脱袜时间不能超过 30 分钟，休息活动片刻后请再次穿上弹力袜。经常检查袜子有无皱褶、滑落，以避免影响效果，甚至增加发生血栓的危险。

161. 出院后还需要继续穿弹力袜吗？

需要，一般需要穿到术后 3 个月。如果护士给患者发了腿长型和膝长型两双弹力袜，那么，当患者每天下床活动时间大于 4 小时时，可由原来腿长型变为膝长型弹力袜。

162. 弹力袜如何保养？

弹力袜需保持清洁，应用温水、中性皂液手洗，不要用力过猛，避免损害特殊弹性纤维；请勿使用漂白剂、热水或洗衣机清洗、脱水，清洗后吊挂或平铺阴干，避免阳光曝晒损伤袜子。勤剪手脚指甲，在干燥的季节要预防脚后跟皮肤皲裂，特别注意在穿或脱弹力袜时，避免刮伤弹力袜。此外还要经常检查鞋内是否平整，防止杂物造成弹力袜不必要的磨损。

163. 出现下肢静脉血栓有哪些表现？

下肢静脉血栓一般可能出现的症状包括：①肿胀，发生血栓的一侧下肢可能会出现不同程度的水肿，有时水肿程度不严重，需要用卷尺测量才能发现；②疼痛或压痛（也就是在按压血栓部位时患者会感觉疼痛）；③静脉曲张，由于静脉血液回流受到阻碍，致使出现浅静脉的曲张，一般发生在血栓形成后的 1~2 周。并非所有患者出现下肢静脉血栓都会有明显的、典型的症状，静脉血栓发生在腿部静脉不同的部位，表现出的症状也有所不同。如出现这些症状建议患者就诊。

（二）内镜下治疗

164. 早期胃癌内镜下治疗的方式有哪些？

（1）内镜下黏膜切除术：包括大块**活检**法即双管道内镜法、帽吸引式 EMR 法（EMR-C）即透明帽法、结扎式 EMR 法（EMR-L）。

（2）内镜黏膜下剥离术：与内镜下黏膜切除术（EMR）相比，内镜黏膜下剥离术（ESD）在切除病变的大小、范围和形状所受限制较小，可以完整切除病变，有助于术后病理评估。但内镜黏膜下剥离切除术对于操作者技术难度要求较高，尚未广泛开展。

165. 什么样的胃癌患者适合采用内镜下治疗？

早期胃癌内镜下微创治疗指征：黏膜内癌，组织学高分化，没有溃疡形成，不伴有淋巴结转移。有些学者建议切除病变直径<2cm，但目前来看病变大小不是决定内镜下切除的主要因素，主要在于病变的浸润深度和病理类型。黏膜内癌淋巴结转移的发生率是 1%～3%，黏膜下层癌淋巴结转移的发生率是 11%～20%。巴黎分型中提出内镜下黏膜切除术亦适用于黏膜下癌，但癌细胞浸润黏膜下层的深度要求≤500μm。

166. 内镜下会出现胃癌切除不彻底的情况吗？如果出现了怎么办？

内镜下切除胃癌也会出现切除不彻底的情况。早期胃癌内镜下微创治疗后追加治疗指标有以下几个方面：①癌肿浸润黏膜下层深度≥500μm；②黏膜切除术后病理分化程度：低分化癌、未分化癌；③伴有脉管或淋巴管浸润；④基底切缘有癌细胞残留。

如有上述情况之一时，应考虑追加治疗（外科手术/放疗/化疗）。

167. 内镜下治疗有哪些风险？

（1）疼痛、腹痛：是做胃部病变 ESD 及 EMR 术后的典型症状，常为轻、中度，治疗主要为口服常规剂量质子泵抑制剂（PPI），2 次/天，共 8 周。术后第 1 天禁食，第 2 天进流食，然后连续 3 天进软食，症状即可缓解。

（2）出血：是最常见的并发症，ESD 出血发生率约为 7%，EMR 出血发生率为 3.9%。出血分为术中出血和迟发出血，前者指治疗过程中发生的出血；后者指治疗结束后至少出现下述四个指标中的两个指标：①呕血，黑便或晕厥；②血红蛋白下降>2g/dl；③血压下降>20mmHg 或脉率增快>20 次/分；④溃疡分级：Forrest Ⅰ 或 Ⅱa～Ⅱb。处理出血的措施包括内镜或水囊压迫创面、喷洒肾上腺素盐水、内镜黏膜下注射无水酒精或肾上腺素盐水、氩离子血浆凝固术（APC）、电活检钳、止血夹、药物等，一般均能有效止血，极少需要外科手术处理。

（3）穿孔：胃穿孔发生率有下降趋势，目前为 3.5%～4%。

胃穿孔的**高危因素**有：病变位于胃体中、上部，合并溃疡形成及肿瘤直径≥3 mm。当术中怀疑穿孔时，应拍摄患者左侧卧位 X 线片，以便及时确定。术中治疗包括：①监测血压、血氧饱和度和心电图等重要**生命体征**；②使用内镜充分吸引胃腔内气体后以止血夹封闭穿孔，当穿孔较大时可利用大网膜将其封闭。术后治疗包括：①术后胃肠减压 6 小时；②严重穿孔气腹可能导致腹腔间隔室综合征（ACS），从而引起呼吸功能受损或休克等，因此当腹腔内高压时，应使用 14G 穿刺针在腹部 B 超引导下行腹腔穿刺抽气减压；③由于术前禁食及胃酸的抗菌作用，胃腔内相对为无菌状态，因此在穿孔封闭后，只需静脉预防性使用抗生素 2 天。

（4）病变残留及局部复发：目前也是内镜下微创治疗领域关注的焦点。分析其主要原因为：①EMR 术前没有明确病变范围；②多块 EMR 切除尤其是≥5 块时，人工溃疡间的小灶残留。相关文献报道建议当病变直径≥20mm 应首选 ESD 治疗，同时术前明确病变边界、设计切除范围、术前标记，可降低病变残留及局部复发。

（三）内科治疗

168. 什么叫化疗？

化疗是化学药物治疗的简称，是指用化学合成药物治疗肿瘤及某些自身免疫性疾病的主要方法之一。化疗是一种"以毒攻毒"的全身治疗方法。这类药物主要基于肿瘤细胞较正常细胞增殖更快的特点，通过直接破坏肿瘤细胞的结构或阻断细胞增殖过程中所需的物质来达到杀伤肿瘤细胞的目的。因此，化疗对正

常细胞和机体免疫功能等也有一定程度的损伤，可导致机体出现
不良反应。

169. 什么是化疗方案？

当肿瘤专科医生给肿瘤患者实施化疗时，会针对不同的肿瘤
类型、患者当时的身体状况和既往的治疗情况来选择合适的化疗
方案进行治疗，化疗方案通常是一种或几种化疗药物的联合应
用。为什么将几种药物联合应用呢？因为化疗的主要目的是最大
限度地杀伤肿瘤细胞，同时还要减少化疗药物对人体正常细胞的
毒副作用，因此医生会考虑药物对肿瘤细胞的杀伤力、药物的毒
性、对肿瘤期的影响、还有患者的耐受情况，从科学的化疗方案
中选出最优的方案进行治疗。

170. 什么是新辅助化疗？

新辅助化疗是指在实施局部治疗方法（如手术或放疗）前所做的全身化疗，目的是使肿块缩小、及早杀灭看不见的转移细胞，以利于后续的手术、放疗等治疗。对于早期肿瘤患者通常可以通过局部治疗方法治愈，并不需要做新辅助化疗。而对于晚期肿瘤患者由于失去了根治肿瘤的机会，通常也不采用新辅助化疗的方法。新辅助化疗主要是用于某些中期肿瘤患者，以期通过先做化疗使肿瘤缩小，再通过手术或放疗等治疗方法治愈肿瘤。卵巢癌、骨及软组织肉瘤、直肠癌、膀胱癌、乳腺癌和非小细胞肺癌等都有成功的例子。但新辅助化疗也有风险，有些患者接受新辅助化疗的效果不好，使病变增大或患者体质下降，也可能失去根治肿瘤的机会。

171. 新辅助化疗后患者什么时候可以接受手术治疗？

对接受新辅助化疗后的患者需要进行影像学的一系列检查重新评估能不能进行手术治疗。如果外科医生认为有手术可能性，需待患者血象恢复正常后接受手术治疗，通常是在新辅助化疗结束后的第 3~4 周。如果采用贝伐珠单抗治疗，通常需要在停止治疗后至少 6 周才能进行手术治疗；如果采用索拉非尼或舒尼替尼治疗，一般停药 1~2 周后就可以考虑手术治疗，其目的是减少术中出血，避免术后伤口不愈合。

172. 什么是术后辅助化疗？

有些肿瘤患者即使接受了根治性切除手术，甚至是扩大切除手术，术后仍有可能会出现肿瘤复发或转移，目前研究认为这部分患者在原发肿瘤未治疗前就已有肿瘤细胞播散于全身，其中大多数肿瘤细胞被机体免疫系统所消灭，但仍有少数肿瘤细胞残留于体内，在一定条件下会重新生长，成为复发根源。因此，在手术或放疗消除局部病灶后，若配合全身化疗，就有可能消灭体内残存的肿瘤细胞。这种在根治性手术后进行的化疗叫辅助化疗，目的是杀灭看不见的微转移病灶，减少复发或转移，提高治愈率，延长生存期。是否需要进行辅助化疗主要根据原发肿瘤的大小和淋巴结是否转移，以及是否存在复发或转移的**高危因素**（如分化差，有脉管瘤栓等）来决定。不同类型肿瘤的标准不尽相同，部分患者辅助化疗后还可能需要放疗。

173. 术后多长时间开始进行化疗比较合适？

术后化疗的时间主要取决于患者手术后恢复的快慢。通常在手术后 4 周之内进行化疗比较合适。

174. 都说化疗很伤身体，医生建议术后化疗，可以不做吗？

必要的术后辅助化疗能够减少复发或转移，延长生存期。虽然有毒性反应，但总体是利大于弊。对于大多数肿瘤而言，目前尚没有能够替代辅助化疗的方法。如果医生建议进行术后辅助化疗，最好是采纳医生的建议。当然，患者有权决定是否接纳，但前提是要充分了解拒绝辅助化疗可能带来的后果。

175. 常用的胃癌化疗药物和化疗方案有哪些?

常用的胃癌化疗药物包括 5-FU、阿霉素、顺铂、紫杉醇、奥沙利铂、卡培他滨、替吉奥、伊立替康等。目前胃癌还没有标准的化疗方案。20 世纪 80 年代，FAM 方案（5-FU、阿霉素、丝裂霉素）被誉为是治疗晚期胃癌的金标准。随着近年来多个临床研究的开展，更多的方案应用于晚期胃癌的治疗，如 DCF 方案（多西他赛、顺铂、5-FU）在疗效上要优于以往方案，但是因为副作用较大，目前临床多采用该方案的改良方案。如以多西他赛为基础的两药联合方案（DC 或 DF），或者分别以卡培他滨和奥沙利铂代替 5-FU 和顺铂，结果显示上述改良方案不良反应较 DCF 明显降低，但疗效无明显差异。卡培他滨和替吉奥均为新型口服氟尿嘧啶类药物，其疗效不劣于 5-FU，但其口服方便，不用行深静脉穿刺，也广泛应用于临床。

176. 为什么有的人化疗效果很好，而有的人化疗效果不好?

化疗的效果主要跟肿瘤对药物的敏感性有关。有没有疗效主要取决于肿瘤的特点以及个体间的差异，比如同样是肺癌，小细胞肺癌化疗的效果很好，大多数患者化疗后肿瘤会明显缩小甚至消失，而非小细胞肺癌化疗的效果就没那么好。即便同样是肺腺癌，用了同一种药，有的人特别有效，有的人却一点不管用，这就是由患者个体间的差异造成的。

177. 如果化疗效果不好，该怎么办？

化疗效果不好的时候，最好跟主治医生沟通，分析治疗无效的可能原因。对于某种癌症患者来说，即使采用目前最有效的方案，仍有一部分患者无效。由于影响化疗疗效的因素很多，对某一个特定的患者而言，目前又没有特别有效的方法提前预知哪些化疗方案是有效的，哪些是无效的，只能通过化疗后才知道疗效如何。当然，化疗也不是完全盲目的，有经验的医生会根据患者肿瘤的各种特点，选择一个最适合于该患者的化疗方案。万一该方案无效，也会分析治疗失败的原因，提出下一步的合适治疗方法。

178. 应该如何选择进口药物和国产药物？

进口药物和国产药物都是经过国家药监局审批的正规药物，只要是同一种药物，其成分是一样的，理论上起的作用也应该是一样的。但进口药物和国产药物在制作工艺上多少会有区别。在仿制药品用于临床前有关部门会比较国产药物与进口药物的疗效与不良反应，一般来讲不会有很大差别，否则就不会被批准在国内使用，但经常发现患者或家属给予进口药物特别的含义。究竟怎么选药，患者有很大的发言权，就像国产电视和进口电视一样，患者主要根据自己经济状况或其他因素来选择。

179. 什么是一线化疗？什么是二线化疗？

第一次化疗时采用的化疗方案叫一线化疗，这个化疗方案往往是经过长时间的临床研究显示对大多数患者来说疗效最好，且可以重复的治疗方法，不良反应相对能接受，价格也能够接受的性价比最高的化疗方案。但没有一个药物或治疗方法是永远有效的，几个周期一线化疗后如果不管用了就不能再用这个治疗方案，再换的另一种化疗方案叫二线化疗。多数情况下，一线化疗的效果要优于二线化疗。

180. 什么是化疗耐药？

化疗耐药是肿瘤治疗中的一个难题，可分为两种情况，一种是先天耐药，是指一开始就无效；另一种是继发耐药，就是开始的时候管用，接着用就无效了，这时候一般需要换药。化疗耐药是不可避免的一种现象。一种药物耐药后，对跟其结构类似的另一种药物也会有交叉耐药，而对跟其结构不同的药物可能也会产生耐药，换用靶向药物有可能获得一定效果。

181. 怎么才能知道化疗药物是否有效？

相信每位患者在化疗前都会做一些检查，这些小检查可起着大作用。从第一次开始使用化疗方案起，大部分方案进行一段时间后会再次做一些辅助检查，比如血清肿瘤标志物、CT 检查等，医生会结合相应症状的减轻程度，综合的评估化疗药物是否有效。

182. 如何判断化疗的耐受程度？

化疗过程中可能会出现许多不良反应，或者只出现部分，也可能没有任何不良反应出现。这些都取决于化疗药物的种类和剂量，及不同机体对化疗药物的反应。不良反应持续的时间主要取决于身体状况和所采用化疗方案，正常细胞一般在化疗结束后会自我修复，所以大多数不良反应会在化疗结束后逐渐消失，极少的不良反应会持续较长时间。在每个化疗方案实施之前，医护人员都会询问患者很多看似"不相关"的事情，如有没有高血压、糖尿病、胃溃疡等基础疾病；有没有抽烟、喝酒史；有没有食物或药物过敏史；可不可以爬上3楼，中间需要休息几次；甚至是身高和体重等等。这些问题都可以判断患者当时的体力状况，再去选择可以耐受的合适方案，每个人的药物剂量都是根据自身的身高、体重算出来的。

183. 患者应如何评价化疗的疗效？

在化疗药物治疗过程中，正确评价药物的有效性是十分关键的问题。化疗前后都会反复做血液检查和CT等评价化疗疗效，医生会用肿瘤完全缓解（CR）、肿瘤部分缓解（PR）、肿瘤稳定（SD）、肿瘤进展（PD）这类医学用语来总结这段时间的治疗效果。实际上对于大多数药物治疗不敏感的肿瘤或晚期肿瘤的患者，如果一味强调理论上的CR、PR，这是不切实际的。医生治疗肿瘤时不但会看肿瘤大小的变化，更需要考虑到患者的生存质量、生存期的长短。很多晚期肿瘤患者通过综合治疗可以长期"带肿瘤生存"，这样的治疗效果和实际意义不亚于CR、PR的结果。

184. 为什么胃癌患者用的化疗药物不相同？

美国国家综合癌症网络（NCCN）胃癌治疗指南中推荐了许多方案，如何针对每个胃癌患者个体进行选择，就需要更仔细地解读每一个推荐指南所依据的临床研究结果。患者的体力状况、手术与否、转移部位、有无腹水、有无进食困难、有无肠梗阻，患者的意愿、依从性、经济状况都会影响对药物和方案的选择。如何选择，不是简单根据指南中的列项就能决定的，需要医生根据自己的临床经验、体会和判断来选择指南推荐的方案辨证施治。如一个不能进食的患者就不能使用口服化疗药物替吉奥，而只能静脉应用 5-FU。

185. 如果多种化疗方案均无效怎么办？

如果多种化疗方案均无效，可以尝试参加新药的临床试验。参加临床试验虽然有些确切的结果还不知道，但也是一次机会。如果没有什么更有效的治疗方法，也可以考虑中医等治疗，根据患者的状态给予最佳支持治疗，针对不舒服的地方做局部治疗，比如骨放疗、脑放疗、胸部放疗等。如果经济条件允许，可试用靶向治疗。

186. 化疗期间饮食应注意些什么？有忌口吗？

化疗中应注意饮食问题，尤其是我们中国人，对此应非常重视，但是现实中对这个问题的认识存在着许多误区。受传统思维的影响，人们有很多奇怪的认识，例如忌口的问题：治疗中不能吃无鳞鱼、蛋白质、羊肉等；还有的患者认为应该使劲补，天天补品不离口。食物对疾病产生影响的其实并不多，如食用海产品对甲状腺功能亢进，食用过多的淀粉或含糖的食物对糖尿病，饮酒及海鲜火锅等对痛风等病会产生一定的影响，但是一般的鱼、肉类食物对肿瘤并没有影响，一些不实的传言并没有证据来支持。设想肿瘤患者本来身体就受到疾病的困扰，常出现营养不良，如果再不及时补充则会对患者的病情造成消极的影响。化疗期间患者常常有**胃肠道反应**，如恶心、呕吐、食欲不好等，这时饮食应清淡，但应富于营养，并且应服用一些纤维素以帮助患者解决便秘问题，化疗过后休息阶段可以再适当地增加营养。有人认为应多食补品，补品是什么？其实只是个概念而已，有些补品含有激素，对患者不见得有益，只要患者有食欲，其实正常的饮食就是最好的补品，同样的花费可以获得更多的回报。

187. 为什么化疗多数需要联合几种药物进行？

化疗药物按照机制分成很多种，在为患者治疗中多选用几种药物联合使用，当然偶尔也有单独使用的时候。肿瘤细胞在其生长过程中细胞要分裂、增殖，在细胞分裂、增殖过程中又会出现很多生物学过程，我们把它分成几个期别。有的药物能够多种各期别都起作用，而有的药物则只针对细胞的个别期别。很显然针对多种期别的肿瘤细胞如果能够联合使用多种化疗药物，可以产生比单个药物更好的疗效，同时可以分散各个药物不同的不良反应，不至于在某个方面的不良反应太明显。这就是为什么大多数化疗需要联合几种化疗药进行。

188. 晚期肿瘤患者需要做化疗吗？如需要，通常要做几个周期？

一般来讲，晚期肿瘤患者是指出现远处转移的患者，晚期肿瘤患者不等于没有办法治疗。对于晚期肿瘤患者治疗的主要目的是延长患者的生存时间、提高患者的生活质量。不同的晚期患者化疗周期数不同，患者能够承受的情况也不同，所以还应该与医生进行探讨，做好心理准备，配合进行治疗，争取达到最佳治疗效果。

189. 输注不同化疗药物时，患者应注意哪些？

使用化疗药物前、中、后患者应该注意的问题很多。要积极配合医生的安排，争取获得最大的治疗效果，并将不良反应控制在可以接受的范围之内。一般来讲化疗前患者应该尽早休息，不熬夜避免直接影响次日对药物的耐受性；另外，有些药物还要求同时口服一些药物：如抗过敏药、防水钠潴留（水肿）药物、防止出现严重不良反应的药物；化疗期间应该进食一些富含营养、又易于消化且富含纤维素的食物；还要经常和医生沟通，询问注意事项。

190. 化疗周期是指 1 周吗？

化疗周期是指每次用药及其随后的停药休息期到下一次化疗开始用药时的间隔时间。化疗方案不同，化疗周期长短不一。化疗周期的长短一般是根据化疗药物的**药代动力学**特点和肿瘤细胞的增殖周期来决定的。根据化疗药物毒副作用及人体恢复周期，从给化疗药的第 1 天算起至第 21 天或 28 天，即 3~4 周称之为一个周期。

191. 如何正确对待化疗，消除恐惧？

由于化疗会有恶心、呕吐、腹泻、脱发、肝功能损害以及白细胞下降等毒副反应，不少患者认为化疗会削弱已经患有重病、或刚经历大手术创伤的身体，得不偿失，因而拒绝做化疗。其实，在目前对癌症的有效治疗手段中，手术及放疗都是局部治疗手段，唯有化疗才是全身性治疗，当然中医药或免疫治疗等也是全身治疗，但就其对肿瘤细胞的杀伤性而言就远不如化疗。

肿瘤患者应该避免盲目做化疗，应该找有资质的肿瘤内科医生制定化疗方案。而对于由化疗引起的呕吐、脱发、白细胞下降等不良反应，目前有很好的止吐药、升白细胞药、保护肝肾功能的预防措施等予以处理，可较好的控制化疗的不良反应。有些患者在化疗前给予止吐药甚至不会出现呕吐现象；对于脱发的患者化疗后头发还可以再生。所以完全不必惧怕化疗。

192. 化疗过程中会出现哪些不良反应？

化疗过程中常见的不良反应包括**胃肠道反应**（恶心、呕吐）、**血液毒性**（白细胞低、血小板低、贫血）、**肝肾毒性**（肝肾功能异常）、**神经毒性**（手脚麻木，耳鸣）、皮肤毒性（脱发、脱皮、皮疹、脓疱）、心脏毒性（心慌、心律失常、心绞痛）、乏力等。

193. 如何减轻化疗的不良反应？

目前已经有很多方法来预防或减轻化疗的近期不良反应，如化疗前预防性服用止吐药能减轻恶心、呕吐；白细胞或血小板降低的患者可以采用打升细胞白药针或升血小板药物针来避免；关节酸痛患者可服用芬必得之类的止痛药加以缓解。但对**神经毒性**、脱发目前还没有好的预防办法，此外，治疗后导致的第二原发癌等也无法预防。患者应尽可能保持战胜疾病的决心和克服困难的信心，因为心情越差越容易陷入反应越大的恶性循环。

194. 是不是化疗的不良反应越大疗效越好？

只要化疗，不良反应几乎不可避免。不能根据化疗不良反应的程度来判断化疗效果；并不是化疗反应越大效果越好、没有化疗不良反应就没有效果。化疗成功与否，在很大程度上取决于如何解决好疗效与不良反应之间的关系。不同个体对药物的吸收、分布、代谢、排泄可能有差异，要密切观察与监测每个人。这不意味着为了追求疗效就可以无止境的增加剂量，在剂量增加的同时，不良反应也在增加，在患者可以耐受的不良反应情况下兼顾最适合患者的最大剂量才是保证疗效的最好方法。

195. 化疗中出现白细胞减少应如何处理？患者应注意哪些问题？

化疗过程中白细胞减少会导致被迫减量或停用化疗，近期容易造成严重感染。如果白细胞低于 $1.0 \times 10^9/L$ 持续 5 天以上时，发生严重细菌感染的机率明显增加，可以根据白细胞降低的程度选择一些合适的药物；如果白细胞略微降低，可以口服升血药物；当白细胞下降程度较重时应该使用一些粒细胞集落刺激因子。

化疗给药结束，回家休息的过程中出现白细胞减少时一定要注意自我保护，一旦发现白细胞开始降低，及时与主管医生联系，密切监测白细胞情况，并注意保暖及休息，避免着凉，避免过度接触人群，降低感染风险。

196. 化疗中出现贫血怎么办？应该注意哪些问题？

血液中红细胞为全身各种组织器官提供氧气，当红细胞太少而不能向组织提供足够的氧气时心脏工作就会更加努力，患者会感到心脏跳动或搏动加快。贫血会使患者感到气短、虚弱、眩晕、眼花和明显的乏力等。根据贫血程度的不同，医生会给予重组人促红细胞生成素、口服铁剂、维生素，甚至是输红细胞悬液以加快纠正贫血。在药物治疗的同时也需要患者足够的休息、减少活动、摄入足够的热量和蛋白质（热量可以维持体重，补充蛋白质可帮助修复治疗对机体的损伤）、缓慢坐起与起立。

197. 化疗患者为什么会掉头发？如果头发掉了该怎么办？

化疗药物进入体内后会抑制组织的生长，在人的机体内生长最为旺盛的组织最容易被抑制，而这些旺盛的组织常见于骨髓、胃肠道黏膜等，发根也是一个生长极为旺盛的部位，因此也容易被化疗药物所抑制。化疗后一旦发根被抑制就会掉头发，有的人掉得更加明显，甚至眉毛、胡须及其他体毛都掉光。但是当化疗结束后这些抑制毛发生长的因素就逐渐淡出了，毛发的发根又会逐渐恢复生长，个别患者重新长出的头发还是卷发，但时间久了还是会变成直发。在医院里化疗后出现脱发的现象十分常见，别人不会用惊异的目光看待患者，但在其他场合会有人不了解，也有患者过多的自我暗示，可以到商店去购买假发。戴假发不光是患者的专利，也是很多人的爱好，患者可以随心挑选中意的假发，体会平时不曾尝试的事物。当然随着科技的进步有些治疗药物已经有所改进，相信治疗后掉头发的现象会逐渐得以改善。

198. 化疗后呕吐怎么办？

呕吐是患者对化疗药物常见的不良反应，随着化疗呕吐的机制被认识后，现在已经研发了很多有效的止吐药物，极大地缓解了患者的消化道反应，用药后呕吐明显减轻，已经很少有因为长期呕吐反应而不能坚持化疗的患者了。止吐药物大多是经静脉使用，也有口服的，也可以结合使用，如果还不理想还可以结合激素（地塞米松）治疗。但这些止吐药物也有其自身的不良反应，如便秘、腹胀等。

199. 化疗后恶心，但又吐不出来怎么办？

化疗后恶心是常见的不良反应，一般都伴随着呕吐，但这种胃肠反应太明显了患者又受不了。目前都是用止吐药物，使用后呕吐减少了，但患者会出现恶心，但又吐不出来的现象。治疗可以采用加强止吐效果的手段，如加上激素治疗（地塞米松）等，最大限度地减轻不良反应。但应该注意的是止吐药物也有不良反应，当加强止吐时患者便秘、腹胀也会变得明显，要综合考虑这些因素，追求治疗的总体效果。

200. 化疗后大便干燥怎么办？

一些患者化疗后会出现大便干燥，主要原因可能是用了止吐药物。止吐药可以抑制化疗后的恶心、呕吐，但是止吐药物自己还有不良反应，即便秘和腹胀等。药物性的便秘只要不严重，待化疗停止后会逐渐恢复。如果便秘非常严重就应该在医生指导下使用一些通便药，或使用开塞露等外用药解决问题。但还应该注意化疗期间饮食应多含纤维素，以营造正常的胃肠环境。

201. 患者化疗后手指、脚趾出现麻木怎么办？

化疗患者在使用化疗药物后可出现手指、脚趾麻木和感觉异常现象，如紫杉醇可以引起外周神经感觉异常，主要影响痛觉和温度觉。出现此症状后可以使用营养神经的药物，还可以用温水泡手脚以缓解麻木现象，适当做手足按摩、针灸可加快康复过程。日常生活中要注意避免接触过热的物品，如打开水、拿热水杯等，可以蓄留指甲，由指甲先触到，以免因为手指接触物品反应慢而发生烫伤和不良事情。避免接触锐器，如做针线活（十字绣）以免扎伤。

202. 化疗后出现口腔黏膜炎（口腔溃疡）有什么方法减轻疼痛？

有很多种化疗药物可以引起口腔黏膜炎，保持口腔清洁、润滑和控制疼痛是很重要的。除有效的医疗干预还应采取预防措施，改善化疗患者的生活质量，可以使用以下方法；①在使用化疗药物前 5 分钟采用口含冰屑（冰屑完全融化前应充满口腔）持续 30 分钟；②每天用生理盐水或碳酸氢钠水多次漱口（避免使用市场销售的漱口液，因为其酒精含量高，刺激口腔黏膜）；③保持口腔湿润，可以使用加湿器保持房间的湿度；④保持口腔和牙齿清洁，饭后及睡前用软毛牙刷或海绵牙刷（去掉假牙）刷牙，最好不使用含氟牙膏；⑤避免进食粗糙、尖锐、辛辣、酸性食物。⑥避免过冷、过热的食物（如热咖啡、冰激凌）。

203. 化疗后出现皮疹、甲沟炎、手脚脱皮、有破溃怎么办？

多种化疗药物可以导致多处皮肤反应，如使用爱必妥（C225）可以出现甲沟炎，皮肤可能出现皮疹，多发生在前胸、后背及面部，医学上称为丘疹脓疱症状，口服希罗达（卡培他滨）可以出现手脚脱皮、红肿或破溃等现象，医学上称为手足综合征。

常见化疗皮肤反应

如何避免以上症状发生感染？在日常生活中减少手足部的摩擦，避免接触高温物品，穿合脚的鞋，使用能减震的鞋垫，在家里可以穿拖鞋，坐着或躺着的时候将手和脚放在较高的位置。避免双手和双脚的摩擦及受压，减少手脚接触热水的次数。可以涂保湿润肤霜，保持皮肤湿润，有助于预防感染的发生，使病灶早日痊愈。

另外还要注意不要抓挠皮肤，避免皮肤感染。如果瘙痒厉害可以使用炉甘石洗剂涂抹。洗浴时减少使用洗浴用品，可以使用婴幼儿洗浴用品，减少对皮肤的刺激，有助于丘疹脓疱症状减轻。避免在阳光下曝晒，外出时应涂抹防晒指数至少为 SPF30 的防晒霜。避免进食辛辣、刺激性食物。

如果出现水泡时要请医务人员处理。出现脱皮时不要用手撕，可以用消毒的剪刀剪去掀起的部分。必要时在医生指导下使用抗真菌或抗生素治疗，也可以在医生指导下口服维生素 B_6。

204. 什么是靶向治疗？

所谓的分子靶向治疗是指药物进入体内会特异地选择分子水平上的致癌位点来相结合发生作用，使肿瘤细胞特异性死亡，而不会波及肿瘤周围的正常组织细胞。所以分子靶向治疗又被称为"生物导弹"，一般只对肿瘤有抑制作用，而对正常组织没有不良反应，其特点是高效、低毒，是一种理想的肿瘤治疗手段。

205. 靶向治疗药物属于化疗吗？

靶向治疗本质上属于一种生物治疗，不属于化疗，两者之间存在本质的区别。传统意义的化疗药物主要指细胞毒药物，它们是一种具有杀伤性的化学物质，除了对肿瘤细胞具有杀伤作用外，对于许多同样分裂旺盛的正常组织细胞也有毒性，例如，白细胞、血小板、胃肠道黏膜、毛囊等。所以化疗往往会造成一些相关的不良反应，如白细胞减少、血小板减少、恶心、呕吐、脱发等。靶向治疗药物理论上只针对肿瘤细胞，对正常组织没有作用，所以不会出现化疗相关的不良反应。

206. 化疗和靶向治疗是一回事吗？

化疗和靶向治疗都是抗肿瘤治疗方法，但各有特点。化疗就像炸弹，不分敌我，对肿瘤和正常组织都有杀伤，只要是生长比较快的组织都会受到影响，因此毒性大，主要表现在**胃肠道反应**和血液毒性。而靶向治疗就像导弹，定位准确，但必须有目标。因此需要先做必要的检测，看有没有相应的靶点。靶向治疗药物的毒性相对小，主要表现为皮肤毒性和腹泻，抗血管生成的靶向药物还会影响患者的血压等。选择化疗还是靶向治疗需要根据不同病种、疾病的不同时期、检测靶点的不同以及患者的经济状况等综合考虑。

（四）放射治疗

207. 什么是放射治疗？

调查表明，约有70%的肿瘤患者在其整个治疗过程中需要接受放射治疗。那么什么是放射治疗呢？可能很多人并不太了解，放射治疗是治疗恶性肿瘤的三大手段（手术/放疗/化疗）之一，简称"放疗"，俗称"烤电"。是指应用不同能量的放射线照射肿瘤，借助放射线的穿透能力，破坏肿瘤细胞的内部成分，从而达到抑制或杀灭肿瘤细胞的作用。由于足够的放疗剂量仅针对被照射部位起作用，所以放疗是和外科手术相同的"局部治疗"，而不同于化疗的"全身治疗"。因此，放疗主要用于治疗实体恶性肿瘤，有时也可用于治疗一些良性肿瘤，如垂体瘤、动脉瘤等。

放疗的发展历史悠久，早在1899年放射治疗就治愈了第一例患者，一直发展至今日，放射治疗已经逐步成为一个高度专业的涉及知识广泛的独立学科，主要分为远距离照射和近距离治疗。远距离照射如三维适形放疗、调强适形放疗、立体定向放疗X刀、γ刀等，近距离治疗如腔内放疗、术中放疗等。

208. 什么叫同步放化疗？

放化综合治疗是肿瘤临床治疗中最常见的组合模式。顾名思义，"同步放化疗"就是在放疗的同时，给予患者口服或静脉的化疗药物，包括单独使用同步放化疗、术前同步放化疗、术后同步放化疗等。其目的，一是应用化疗药物的放射增敏作用来增加肿瘤对放射线的敏感性，有助于肿瘤细胞被更彻底的消灭；二是化疗药物本身对远的可能已经潜在的肿瘤转移细胞有杀灭作用。

国内外的临床研究数据证实，在多种肿瘤如食管及胃肠道的肿瘤治疗中，同步放化疗较单纯放疗疗效更优。

209. 胃癌患者在什么情况下可进行同步放化疗？

若患者一般情况较好；年龄<70岁；血常规和肝肾功能基本正常；无同步化疗药物过敏史；无严重基础疾病，如不可控制的糖尿病、近期内发生过心肌梗死、严重的心律失常、精神病等；并能保证每天足够的饮食摄入；均可进行同步放化疗。

210. 对于胃食管交界癌（贲门癌）以及胃体、胃窦癌的患者，什么情况下应进行术后同步放化疗？

以下 3 种情况需考虑同步放化疗：①手术中发现肿瘤根本无法切除或切除干净，仅进行剖腹探查或虽然切除了肿瘤但术后有肿瘤残存（包括肉眼残存和镜下残存）的患者，应常规进行术后同步放化疗，以控制肿瘤生长或降低局部复发率，从而达到缓解症状、延长生存时间的作用。②手术中肿瘤虽然切除干净，但淋巴结清扫个数（不足 15 个）或清扫范围（未清扫淋巴结或仅清扫了胃周围的淋巴结）不够，这部分患者建议行术后同步放化疗。③手术做得很彻底，既完整的切除了肿瘤，又进行了完全的淋巴结清扫，那么此时，需根据术后病理结果来决定是否接受术后同步放化疗。目前的研究证据显示，术后病理提示淋巴结有转移的患者可受益于术后同步放化疗，特别是转移淋巴结个数较多，有淋巴结包膜受侵的患者。

211. 不能手术或术后局部复发的胃癌患者，是否可以放疗？

部分胃癌患者因高龄、营养状态不好、心肺功能不佳、有严重的基础疾病或拒绝手术等原因，无法施行手术；还有部分胃癌术后局部复发的患者，可能已失去二次手术的机会。此时，可进行放疗控制肿瘤生长、缓解胃部肿瘤侵犯或压迫造成的局部症状，如胃的入口梗阻、流出道梗阻、局部疼痛、出血；转移淋巴结压迫胆管引起的黄疸，压迫下腔静脉引起的腹水或下肢水肿等，从而起到提高患者生活质量，延长生存期的作用。若患者一般状况较好，建议行同步放化疗。

212. 术前放疗或术前同步放化疗结束后多久可以做手术？

一般情况下，在术前放疗/术前同步放化疗治疗期间，原发肿瘤部位会出现水肿，因此在治疗中或治疗刚结束时就拍片复查，可能出现肿瘤"增大"的假象。并且患者的放化疗反应通常不会在治疗刚结束时就立即缓解，部分患者在治疗结束后的1~2周之内放化疗反应还会加重。因此，放疗结束后应休息4~6周，待肿瘤水肿消退，患者放化疗反应消失，体力和营养状况恢复后，再进行拍片复查。然后，由外科医生和影像诊断科医生共同决策，下一步是否可进行手术。

213. 胃癌患者应如何选择常规放疗、三维适形放疗、调强适形放疗？

胃周围存在着多个重要的组织器官，如小肠、肾脏、肝脏、脊髓等，根据上面的介绍不难看出，使用三维适形放疗或调强适形放疗可以在提高肿瘤控制率的同时进一步降低不良反应，因此，放疗科医生建议患者选择三维适形或调强适形放疗，若要在二者之间进一步选择的话，建议选择调强适形放疗。当然，选择常规放疗还是三维适形放疗或调强适形放疗，也要患者根据自己的经济情况来决定。一般情况下，调强适形放疗最昂贵，常规放疗最便宜，三维适形放疗的花费介于二者之间。

214. 胃癌的放疗一般需要多长时间？放疗剂量有多大？

放疗不同于化疗，化疗一般需要做多个疗程，而放疗通常只做一个疗程。胃癌患者的病情不同，治疗目的不同，放疗的时间长短也不尽相同。如果患者身体条件许可建议做同步放化疗。

（1）胃癌术前放疗：总剂量 40~45Gy，分次剂量 1.8~2Gy，每周 5 次，共 4~5 周完成。

（2）胃癌术后放疗：总剂量 45~50Gy，分次剂量 1.8~2Gy，每周 5 次，共 5~6 周完成。如术后肉眼或镜下肿瘤残存，需要在 45Gy 后对残存区域行缩野补量，至总剂量 55~60Gy，还需要 1~2 周时间。

（3）胃癌术后局部复发放疗：术后复发的放疗属于姑息性放疗，**照射野**面积相对较小，放疗剂量可适当提高，以总剂量 50~60Gy 为宜，每次 1.8~2Gy，每周 5 次。

215. 胃癌放疗或同步放化疗有哪些不良反应？

每位患者在进行放化疗期间，都有可能会出现不同程度的不良反应，因个体差异问题，每个人的不良反应轻重不一。在治疗开始前及治疗期间，放疗医生将针对各种不良反应进行处理，以帮助、支持患者顺利完成治疗。

胃癌单纯放疗：因放疗靶区仅针对胃局部肿瘤及其周围的淋巴结区域，因此不良反应多以局部上消化道反应或局部皮肤反应为主，如恶心、呕吐、反酸、食欲减退、胃部不适、消化不良、吞咽困难、吞咽疼痛、放射野区域皮肤色素沉着、毛孔扩张等；而单纯放疗对血象影响较小，一般不会引起严重的**骨髓抑制**，如白细胞、血小板减少，血红蛋白（血色素）的降低等。

胃癌同步放化疗：在放疗期间加入化疗，因二者有协同作用，在增加肿瘤治疗疗效的同时，势必也会加大患者的不良反应。具体表现在除加重上述的上消化道反应外，**骨髓抑制**也会加重，还可能出现下消化道反应，如腹泻、便秘；或出现肝肾功能异常、脱发等。卡培他滨是胃癌同步放化疗中常用的药物，其手足综合征的发生率较高，主要表现为手掌和（或）足底麻木、感觉迟钝、感觉异常、针刺感、皮肤肿胀或红斑、脱屑、水泡或严重的疼痛等。

216. 胃癌患者放疗前，需要做哪些准备工作？

对于胃癌患者来说，放疗前需要做好思想准备，了解医生交待的病情、治疗方案、**预后**、治疗过程中和治疗结束后可能会出现的急性期反应和晚期反应，以及如何应对这些不良反应，同时签署放疗/化疗知情同意书。

鉴于胃癌患者对于饮食要求的特殊性，建议至少一名近亲属陪伴并积极准备品种齐全、营养丰富的食物，以支持患者顺利完成治疗。准备在门诊治疗的患者，治疗期间建议在医院附近住宿，以减少每天路途奔波导致的体力消耗；同时尽量减少患者留置于人员较多的公共场所的时间，降低感染机率。

217. 放射治疗难受吗？

放射治疗本身毫无痛楚，每次治疗时间 10~20 分钟。在放疗开始前，治疗技术员会为患者进行治疗摆位，患者要尽量放松。

当治疗摆位确定后，患者会单独留在治疗室内接受放疗。治疗进行期间，技术人员会在隔壁房间，通过闭路电视小心观察患者的情况。如患者有不适症状，如憋气、心慌等，可以通过对讲机和治疗技术人员通话；如体位固定后讲话不方便，患者可以将腿抬高，或举起手臂等动作，技术人员会立刻来帮助。

218. 照射区域皮肤会有哪些变化？

放疗期间，照射区皮肤因射线影响会出现一定的放疗反应，其反应程度与照射剂量、照射面积、部位等因素有关。一般在放疗开始2~3周出现，接受治疗范围的皮肤会变红和晒太阳后反应一样；皮肤出现干燥、发痒、轻微红斑，毛发会有脱落。随着放疗继续，症状也会逐渐加重，如色素沉着、**干性脱皮**、红斑区皮肤疼痛，部分患者发展为皮肤皱褶处出现湿性脱皮。不过不用担心，在放疗前医生和护士会向患者介绍照射区皮肤保护的相关知识。

219. 如何保护照射区域皮肤？

（1）减少摩擦和理化刺激，可用温水软毛巾温和的清洗；不要用碱性肥皂搓洗；不能使用酒精、碘酒、胶布及化妆品；避免冷热刺激，不用冰袋和热水袋。多汗区皮肤如腋窝、腹股沟、外阴等处保持清洁、干燥。

（2）照射区域皮肤宜充分暴露，不要覆盖或包扎，如出现瘙痒，不要抓挠，避免人为因素加重反应程度，医生会根据具体情况指导用药。

（3）当皮肤出现脱皮或结痂时，不要撕剥；剃毛发时，使用电动剃须刀，避免造成局部损伤。

（4）皮肤色素沉着不需特殊处理，放疗结束后皮肤颜色会逐渐恢复正常。

220. 皮肤和黏膜反应在放疗结束后还会持续多久？

照射部位涉及皮肤和黏膜的放疗，如头颈部肿瘤、食管癌、肺癌、胃肠道肿瘤等的放疗，放疗期间及放疗后患者通常会出现皮肤反应和口腔/食管/胃肠道黏膜反应，在治疗结束时可能是比较严重的时候，放疗结束后还会持续多长时间呢？

有两个非常重要的因素会影响持续时间：①黏膜溃疡的范围和深度。放疗结束时如果黏膜溃疡范围较大，疼痛比较明显，如果医生告诉患者是Ⅲ度的黏膜反应，持续的时间会在 2 周以上。②是否同时合并化疗。现在局部晚期鼻咽癌放疗时大多合并同期化疗，同期化疗的第三疗程通常在治疗的最后 3 天才完成，治疗结束时对黏膜的损伤还尚未完全体现出来。另外，放疗同期合并化疗的患者黏膜的反应程度比单纯放疗重。所以，同期放化疗患者在治疗结束时可能最严重的黏膜反应还未表现出来，在治疗结束后 2 周仍然是比较严重的时候，一般需要 1 个月甚至更长的时间才能好转，在这段时间里，需要按照在治疗期间一样注意口腔黏膜和皮肤的护理。

221. 放疗期间可以洗澡吗？

如果病情允许，放疗期间是可以洗澡的，但要注意水温不能太热，选用温和、无刺激的浴液。照射区域皮肤不要用力搓揉，保持清洁、舒适，维持皮肤完整性。

特别提醒患者您注意：医生在放疗定位时，会用皮肤墨水在患者的皮肤上画上标记线，以确保每次放疗定位的准确。所以这个标记非常重要，一定不可以擦掉！如果标记变浅或模糊，请及时告诉主管医生，由医生标画清晰，切勿自己尝试描画。

222. 如何调整放疗期间饮食营养？

患者在放疗期间，由于疾病本身原因，以及肿瘤的治疗会使机体消耗更多的能量，体重下降比较明显。特别是头颈部的放疗，当出现口、咽黏膜反应症状，如口干、味觉改变，咀嚼吞咽疼痛，食欲下降，进食量明显减少，应引起重视。首先，不要盲目忌口，注意富含营养和能量的饮食供给，建议摄入高蛋白、高热量、高维生素的饮食，如蛋类、瘦肉、海产品、豆制品及新鲜果蔬；少食多餐，尽量不减少每天的进食总量，以保持体力，顺利完成治疗。

223. 放射治疗中营养支持为什么特别重要？放疗中什么食物不能吃？

放射治疗时间长，照射的组织多，特别是口腔黏膜、咽部黏膜比较娇嫩，头颈部放疗过程中会出现黏膜炎，导致口腔疼痛、吞咽疼痛，严重影响进食，导致体重下降；胸部肿瘤放疗时会出现食管炎；腹部肿瘤放疗时会出现腹泻等症状；同时，放射治疗的全身反应还有食欲下降，或者营养吸收不好，进而导致营养不够。营养不够的危害非常大，主要有几个方面：①由于进食减少，营养不够，身体合成红细胞、血红蛋白的原料减少，会出现贫血；贫血会引起血液运送氧气的能力下降，肿瘤会因此而缺氧，而缺氧的肿瘤细胞对放射线非常抗拒，影响疗效。②由于营养不够，身体抵抗力下降，易患感染、感冒等，会出现发热甚至高热，需要中断放疗，影响疗效。③身体抵抗力和免疫力下降后，抵御肿瘤细胞侵袭的能力下降，容易出现远处转移，总体治疗效果下降。④由于营养不良，会出现体重下降，体重下降后肿瘤与周围健康组织的相对关系会发生改变，导致肿瘤和正常组织的放疗剂量与事先计划的剂量不一致，使肿瘤控制率下降或正常组织损伤加重。因此，接受放射治疗的患者在治疗过程中以及治疗后一段时间（急性反应恢复期）的营养支持非常重要，患者一定要克服困难，尽可能保持体重不下降。

放疗过程中，对食物的种类没有特殊要求，以**高蛋白、易消化和易吸收的食物**为主，一般忌食辛辣食物，对头颈部/胸部/食管癌等患者，食物要求软，不宜吃带骨头和坚硬食物，以免损伤口腔或食道黏膜，加重放疗反应等。

224. 放疗期间体重的变化，对胃癌患者有什么影响？

对于接受放疗的胃癌患者来说，因不良反应而导致的最直接的也是最常见的后果就是进食减少，体重减轻。而患者消瘦后会对治疗产生诸多不利影响，甚至导致放化疗的中断而最终影响肿瘤治疗的疗效。①放疗前用于体位固定的体膜，是按照每个患者疗前的体形热塑而成。若患者在治疗期间"瘦身"，而体膜仍只能保持最初的形状，可想而知，体膜的固定效果会大打折扣，那么每次放疗时，人体内受照射的靶区将可能出现不同方向的位移。②患者营养摄入不足，会导致**骨髓抑制**加重，其中白细胞降低可能导致较严重的感染或发热；血红蛋白的降低使患者疲乏不堪，还会降低肿瘤细胞对放射线的敏感性；血小板的下降可能导致出血不止。一旦某项或多项血液学指标低于医生认可的底线，放疗科医生将会暂停甚至终止患者的放化疗。

225. 胃癌患者放疗期间需要输液吗？

胃癌患者放疗期间，遇到以下几种情况需要输液：①同步化疗方案中含有需要静脉给药的药物；②患者恶心、呕吐、反酸等症状较重，口服或肌注止吐、抑酸药物后效果不佳，需要静脉给药减轻反应；③吞咽困难或吞咽疼痛较重，影响患者进食或睡眠等日常生活，需要静脉应用少量激素（必要时抗生素）缓解症状；④进食差，经口营养摄入不足，需要静脉营养支持。

226. 胃癌患者放疗期间，是否可以服用中药？

中药有补气升血，滋阴生津，帮助消化，增加食欲等作用，在放化疗期间服用，可以在一定程度上缓解患者的不适，但要防止过分夸大中药的作用。因此，希望想服用中药的患者到正规的大型中医院就诊，而不要盲目听信陌生人介绍或小广告的宣传。还有一点需要注意，放化疗期间若患者服用在外院开具的中药，必须告知主管的放疗科医生，以利于医生知晓药方中是否含有可能会对放化疗产生影响的药物成分，以免影响治疗。

227. 放射治疗对患者的着装有什么要求吗？

为了减少对照射区域皮肤的摩擦和刺激，建议患者放疗期间穿柔软、宽松、吸湿性强的纯棉类内衣；避免穿粗糙及化纤类衣物。头颈部接受放疗的患者，上衣最好穿无领开衫，不要穿硬领衬衫，男士不打领带，便于穿、脱和保护颈部皮肤。

228. 合并有糖尿病的患者会增加放疗的风险吗？应怎么办？

糖尿病是一种常见病，很多患者在诊断癌症时已合并有糖尿病，有的已经有几年糖尿病病史了，有的是初次发现患有糖尿病。那么，糖尿病会影响放疗疗效吗？会增加放疗不良反应吗？

一般不会影响放疗疗效。糖尿病是可控制的，许多患者有糖尿病多年，血糖一直控制很好。即使是初次发现患有糖尿病，也有办法把血糖控制在正常范围内。所以，合并有糖尿病的癌症患者不必担心。

糖尿病患者的正常组织对放疗要敏感些，可能放疗反应要稍微重一些。医生在治疗过程中要密切关注患者的反应，给予积极的处理，保障患者能够顺利完成治疗。

有血糖仪的患者，可以增加监测血糖的次数和频率，及时了解血糖控制情况，并告诉医生，协助控制好血糖。

229. 接受放疗期间的患者能和亲人接触吗？

肿瘤不是传染病，不会传染给周边的人。体外照射的放射线以及**后装放疗**的放射线也不会在患者体内存留，不会发生辐射污染。接受放疗的患者可以和亲人接触，而且和亲人在一起，会让患者感受到亲情，充满温暖，增强战胜疾病的信心。

230. 放疗期间不想吃饭怎么办？

放疗的全身反应中会出现食欲下降，也就是说不想吃饭，严重时见到饭菜就想吐（这种情况少见）。还有些患者放疗过程中需要接受化疗，这会加重全身反应，食欲下降的也不少见。这种情况下：①要从思想上战胜自己，树立克服困难的信心；②医生会给予一些改善食欲、减轻放/化疗不良反应的药物；③经常变换食物的种类和口味，从感官上增加食欲。

231. 放疗期间白细胞减少怎么办？需要停止放疗吗？

放疗期间白细胞下降的情况比较常见，但多数患者白细胞下降的程度都比较轻微，而且下降过程也比较缓慢，对治疗的影响较小。还有些患者在放疗前或者放疗期间同时接受化疗，这种情况下对血象影响较大，有时会出现Ⅲ～Ⅳ度的**骨髓抑制**，白细胞可能会减少到一个比较低的水平。这种情况下，医生会给予药物治疗，患者要加强营养供给，尽快恢复白细胞、血小板的水平，纠正贫血等。

（五）癌痛治疗

232. 什么是癌性疼痛？疼痛分几级？

癌性疼痛是由于肿瘤在局部或转移部位侵犯或压迫神经纤维所造成的疼痛。癌性疼痛是肿瘤发生、发展中的并发症状，疼痛的性质及范围取决于肿瘤生长的部位及对周围神经侵犯的程度。

疼痛是一种令人不快的主观感受，为了能够客观地评价疼痛的程度、合理地选择止痛药物治疗及评价止痛效果，医学上制定了多种评价疼痛程度的方法，以下3种是目前世界范围内通用的评估标准。

（1）数字分级法（NRS）：使用疼痛程度数字评估量表。疼痛程度分为：轻度疼痛（1~3），中度疼痛（4~6），重度疼痛（7~10）。

（2）面部表情疼痛评分量表法：照面部表情疼痛评分量表，此表用于表达困难的患者，如儿童、老年人以及存在语言或文化差异或其他交流障碍的患者。

疼痛程度面部表情评分法

（3）主诉疼痛程度分级法（VRS）：根据患者对疼痛的表述，将疼痛程度分为：

轻度疼痛：有疼痛但可忍受，生活正常，睡眠无干扰。

中度疼痛：疼痛明显，不能忍受，要求服用镇痛药物，睡眠受干扰。

重度疼痛：疼痛剧烈，不能忍受，需用镇痛药物，睡眠受严重干扰，可伴自主神经紊乱或被动体位（指不能依靠自身的力量来调整或变换肢体的位置，处于一种固定而不适的状态）。

233. 世界卫生组织如何区分疼痛的等级？每级的标准是什么？

世界卫生组织将疼痛的程度分为 5 级，具体分级标准如下：

0 度：不痛；

Ⅰ度：轻度痛，为间歇痛，可不用药；

Ⅱ度：中度痛，为持续痛，影响休息，需用止痛药；

Ⅲ度：重度痛，为持续痛，不用药不能缓解疼痛；

Ⅳ度：严重痛，为持续剧痛伴血压、脉搏等变化。

234. 如何向医生描述疼痛？

首先应该向医生准确描述疼痛的部位：哪里感到疼痛？哪里疼痛最明显？是否伴随其他部位的疼痛？疼痛部位是否游移不定？其次要告诉医生疼痛发作的特点：是持续痛还是间歇痛？什么因素使疼痛加剧或缓解？一天中什么时间感到最痛？如果是间歇痛多长时间发作一次？最后要向医生描述感受的疼痛程度：是轻度、中度、重度还是严重痛？

特别要注意的是，对疼痛程度的诊断应该是依据患者所表述的感觉，而不是医生认为"应该是怎样的程度"。所以正确向医生描述患者的疼痛可以帮助医生对患者进行有效的治疗。

235. 癌症患者感到疼痛的原因有哪些？

癌症患者感到疼痛的原因主要有三大类：①癌症本身的原因。最常见的原因是骨转移、肿瘤压迫神经或侵犯神经所致；其次是由于肿瘤生长过快或肿瘤过大导致患者感到某部位胀痛。②

继发于肿瘤的相关因素。如肿瘤伴有感染、肿瘤导致肠道或其他管道系统梗阻、肿瘤破裂出血等。③诊治癌症过程中产生的疼痛。如手术、放疗、化疗、穿刺**活检**、骨髓穿刺、内窥镜检查等。

236. 疼痛的伴随症状有哪些？

了解疼痛的伴随症状有助于患者及家属正确认识疼痛给患者带来的伤害，及时正确治疗疼痛。通常疼痛的伴随症状有以下3个方面：

（1）生理性症状：严重疼痛会导致患者出现恶心、呕吐、心慌、头昏、四肢发冷、出冷汗、血压下降甚至休克。慢性疼痛会引起患者失眠、便秘、食欲不振，肢体活动受限等。

（2）心理变化：顽固性及恶性疼痛会使患者感到忧郁恐惧、焦躁不安、易怒、绝望等。

（3）行为异常：多见于慢性疼痛的患者。不停地叙说疼痛的体验及对其的影响。不断抚摸疼痛部位，甚至以暴力捶打。坐卧不安、尖叫呻吟、伤人、毁物。

237. 世界卫生组织推荐的治疗癌痛三阶梯止痛方案是什么？

为了提高癌症患者的生活质量，达到持续镇痛的效果，使癌痛患者夜间能够睡觉，白天休息、活动、工作时无痛，世界卫生组织推荐采用三阶梯止痛方案，其具体分类如下：

第一阶梯：应用非阿片类药物止痛，加用或不加用辅助药物。

第二阶梯：如果疼痛持续或加剧，在应用非阿片类镇痛药基础上加用**弱阿片类药物**和辅助药物。

第三阶梯：强阿片类药物与非阿片类镇痛药及辅助药物合用，直到患者获得完全镇痛。

如果疼痛仍然持续，应进行神经破坏或介入治疗等有创性治疗。尽量维持无创性给药途径，这种途径简单、方便、安全、费用低。

238. 什么是非阿片类镇痛药？

非阿片类镇痛药是指止痛作用不是通过激动体内阿片受体而产生的镇痛药物。按其作用机制主要分为以下两类：

（1）非甾体类抗炎镇痛药：具有解热镇痛、且多数兼具消炎、抗风湿、**抗血小板聚集**作用的药物。主要用于治疗炎症、发热和疼痛。如吲哚美辛、对乙酰氨基酚、芬必得（布洛芬）、萘普生、奇诺力（舒林酸片）、西乐葆等。

（2）非阿片类中枢性镇痛药：作用于中枢神经系统，影响痛觉传递而产生镇痛作用。如曲马多、氟吡汀。

239. 什么是阿片类镇痛药？

阿片类镇痛药为一类作用于中枢神经系统，激动或部分激动体内阿片受体，选择性减轻或缓解疼痛，对其他感觉无明显影响，并能保持清醒的一类止痛药物。镇痛作用强，还可消除因疼痛引起的情绪反应。阿片类镇痛药按药物来源可分为以下三类：

（1）天然的阿片生物碱，如吗啡、可待因。

（2）半合成的衍生物，如双氢可待因。

（3）合成的麻醉性镇痛药，哌替啶（杜冷丁）、**芬太尼族**、美沙酮等。

240. 按三阶梯止痛方案常用的镇痛药都有哪些？

很多患者不知道自己服用的药物属于哪一个阶梯，按三阶梯止痛方案常用的镇痛药有：

第一阶梯：轻度镇痛药，以非甾体类药物为主。常用的有阿司匹林、意施丁（消炎痛控释片）、泰诺林（对乙酰氨基酚为主）、百服宁（对乙酰氨基酚为主）、必理通（对乙酰氨基酚）、散利痛（对乙酰氨基酚+咖啡因等）、芬必得（布洛芬）、扶他林（双氯芬酸钠）、凯扶兰（双氯芬酸钾）、奥湿克（双氯芬酸钠+米索前列醇）、奇诺力（舒林酸片）、莫比可（美洛昔康片）、萘普生、西乐葆等。

第二阶梯：中度镇痛药，以**弱阿片类药物**为主。常用的有奇曼丁（盐酸曲马多缓释片）、泰勒宁（氨酚羟考酮片）、路盖克（氨酚双氢可待因片）、氨酚待因（可待因+对乙酰氨基酚）、双克因（酒石酸二氢可待因控释片）、泰诺因（可待因+对乙酰氨基酚）、盐酸丁丙诺啡舌下片、强痛定针剂等。

第三阶梯：重度镇痛药，以强阿片类药物为主。常用的有美施康定（硫酸吗啡缓释片）、奥施康定（盐酸羟考酮缓释片）、多瑞吉（芬太尼透皮贴剂）、盐酸吗啡片剂及针剂、盐酸哌替啶（杜冷丁）片剂及针剂等。

241. 三阶梯镇痛方案的基本原则是什么？

三阶梯镇痛方案的基本原则为：按阶梯用药，无创用药，按时用药，用药个体化，注意具体细节。

按阶梯用药：①根据患者的疼痛程度给予相应阶梯的药物，如果患者就诊时已经是重度疼痛，就应该直接使用重度镇痛药，无需从第一阶梯开始。②在使用第一或第二阶梯药物时，其镇痛作用都有一个最高极限（"天花板效应"），因此，在正规使用第一、第二阶梯药物后，如果疼痛不能控制，不应再加量、换用、联用同一阶梯的镇痛药物，应选择更高阶梯的镇痛药物。③第三阶梯代表药物为吗啡，此阶梯药物没有"天花板效应"，如果常规剂量控制疼痛效果不佳可以逐渐增加吗啡剂量，直至完全控制疼痛为止。

无创用药：在可能的情况下尽量选择口服、透皮贴剂等无创方式给药，这种用药方式简单、经济、方便、易于患者接受，并且不易产生成瘾性及药物依赖性。

按时用药：按规定时间间隔给药，不论患者当时是否有疼痛发作，而不是等到患者痛时才给药，这样可保证达到持续镇痛的效果。

用药个体化：不同的患者对麻醉性镇痛药的敏感度存在个体差异，而且差异度可能很大，同一个患者在癌症的不同病程阶段疼痛程度也在发生变化，所以阿片类药物没有标准用量，要时刻根据患者的疼痛缓解状况增、减用药剂量，凡是能够使疼痛控制的剂量就是正确的剂量。

注意具体细节：对服用镇痛药的患者要注意监护，密切观察其反应，目的是使患者获得最佳镇痛而发生最小的副作用。

242. 什么是药物的耐药性？镇痛药也能产生耐药性吗？

耐药性又称抗药性，系指微生物、寄生虫或肿瘤细胞与药物多次接触后，对药物的敏感性下降甚至消失，致使药物对耐药微生物、寄生虫或肿瘤细胞的疗效降低或无效。镇痛药反复使用后也会产生耐药性，其结果导致镇痛作用下降，作用时间缩短，有些需要逐渐增加剂量才能维持其镇痛效果。

243. 什么是药物的依赖性？镇痛药会产生依赖性吗？

药物的依赖性俗称药瘾或瘾癖，它分为精神依赖和躯体依赖两种。

精神依赖或称心理依赖，也就是通常所说的成瘾性，是指患者对某种药物的特别渴求，服用后在心理上有特殊的满足感。镇痛药物容易产生成瘾性，阿片类药物成瘾的特征是持续地、不择手段地渴求使用阿片类药物，主动觅药，目的不是为了镇痛，而是为了达到"欣快感"，这种对药物的渴求行为会导致药物的滥用。对精神依赖的过于担心是导致医生和患者未合理使用阿片类药物的重要原因。大量国内、外临床实践表明阿片类药物用于癌症患者镇痛成瘾者极其罕见。

躯体依赖是指重复多次的给同一种药物，使其中枢神经系统发生了某种生理或生化方面的变化，致使对某种药物成瘾，也就是说需要某种药物持续存在于体内，否则药瘾大发产生戒断症状。阿片类药物成瘾表现为用药一段时间后，突然停用阿片类药物后出现的流涕、流泪、打哈欠、出汗、腹泻、失眠及焦虑烦躁等一系列不舒服的戒断症状。戒断症状很容易通过逐渐减少用药剂量来避免。

耐药性和躯体依赖性是阿片类药物的正常药理学现象，癌痛患者通常使用的是阿片类药物的控或缓释剂型，极少发生精神（心理）依赖。癌痛患者如发生药物依赖性并不妨碍医生有效地使用此类药物。

244. 长期用阿片类镇痛药会成瘾吗？

对阿片类药物成瘾的恐惧是影响患者治疗疼痛的主要障碍。世界卫生组织对癌痛患者使用镇痛药已经不再使用成瘾性这一术语，替代的术语是药物依赖性。镇痛药躯体依赖性不等于成瘾性，而精神依赖性才是人们常说的成瘾性。躯体依赖性常发生于癌痛治疗过程中，表现为长期用阿片类药物后对药物产生一定的躯体依赖性，突然中断用药会出现流涕、流泪、打哈欠、出汗、腹泻、失眠及焦虑烦躁等不舒服的症状（戒断症状）。癌痛患者因疼痛治疗的需要对阿片类药物产生耐受性（需要适时增加剂量才能达到原来的疗效）及躯体依赖性是正常的，并非意味已"成瘾"，不影响患者继续安全使用阿片类镇痛药。在医生的指导下，采用阿片类药物控释、**缓释制剂**，口服或经皮给药，按时用药等规范化用药方法，可以保证理想的镇痛治疗。

245. 癌痛患者应该什么时候开始止痛治疗？

目前主张，癌症患者一旦出现疼痛就应及早开始止痛治疗，而不必忍受疼痛的折磨。疼痛会影响患者的生活质量，使患者无法正常睡眠、工作、娱乐等，部分患者还会出现抑郁、焦虑、消沉等心理障碍。早期的癌痛在疾病未恶化时，及时、按时用药比较容易控制，所需镇痛药强度和剂量也最低，还可避免因治疗不及时而最终发展成难治性疼痛。

246. 非阿片类药吃了不管用，多吃点就行了吗？

许多患者及家属认为非阿片类药物比阿片类药物安全，可以多吃，并因惧怕阿片类药物成瘾，想尽量避免用强阿片类药物，其实这种想法和做法都不对。非阿片类镇痛药止痛效果并不是与用量成正比，当达一定剂量水平时，增加用药剂量并不能增加镇痛效果，而且药物的不良反应将明显增加，也就是通常所说的"天花板效应"。阿片类药物如果在医生指导下正确个体化用药，防治药物的不良反应，长期用药对肝脏及肾脏等重要器官无毒性作用。与之相比，非阿片类镇痛药长期或大剂量服用可发生器官毒性反应的危险性明显高于阿片类镇痛药。非甾体类抗炎药是非阿片类药中的一种，其在用药初期大多无明显不良反应，但长期用药，尤其是长期大剂量用药则可能出现消化道溃疡、血小板功能障碍及**肾毒性**等不良反应。大剂量对乙酰氨基酚可引起肝脏毒性。因此，如果正确使用，一般阿片类镇痛药比非阿片类药更安全。

247. 阿片类药物是治疗癌痛的首选吗？

阿片类药物是最古老的止痛药，也是迄今为止最有效的止痛药。世界卫生组织提出："尽管癌痛的药物治疗及非药物治疗方法多种多样，但是在所有止痛治疗方法中，阿片类止痛药是癌痛治疗中必不可少的药物。对于中度及重度的癌痛患者，阿片类止痛药具有无可取代的地位"。在癌痛治疗中之所以对阿片类镇痛药的作用有如此高的评价是缘于这类药物有以下三大特点：

（1）止痛作用强：阿片类药物的止痛作用明显超过其他非阿片类止痛药。

（2）长期用药无器官毒性作用：阿片类药物本身对胃肠、肝、肾器官无毒性作用。

（3）无"天花板效应"：因肿瘤进展而使患者癌痛加重时，或用阿片类药止痛未达到理想效果时，可通过增加阿片类药物的剂量提高止痛治疗效果，其用药量无最高限制剂量。

248. 阿片类药物有哪些毒副反应？出现后应立即停药吗？

阿片类药物常见的毒副反应主要为便秘（发生率90%）和恶心、呕吐（发生率30%），其他包括眩晕（发生率6%）、尿潴留（发生率5%）、皮肤瘙痒（发生率1%）、嗜睡及过度镇静（少见）、躯体和精神依赖（少见）、阿片过量和中毒（少见）、精神错乱及中枢神经毒副反应（罕见）。除便秘以外，其他的毒副反应一般出现在用药初期，数日后患者都会逐渐耐受或自行消失。出现便秘者可采用对症治疗，不要影响患者继续用药。在医生正确指导下用药，其他少见和罕见的毒副反应可减少或避免发生。所以患者不必担心阿片类会发生严重毒副反应而停药。

249. 害怕增加阿片类药物剂量，部分缓解疼痛就可以凑合了？

有些患者因害怕药物成瘾而不敢增加阿片类药物剂量，造成用药剂量不足，这样会导致镇痛不足，长期的疼痛刺激将使疼痛进一步加重，形成神经病理性疼痛等难治性疼痛，造成恶性循环。对于癌症患者，疼痛治疗的主要目的应该是根据患者具体情况合理地、有计划地综合应用有效镇痛治疗手段，最大限度缓解癌痛症状，持续、有效地消除或减轻疼痛，降低药物的毒副反应，最大限度地提高患者的生活质量。理想的镇痛治疗应该是使患者达到无痛休息和无痛活动，消除疼痛是患者的基本权利，所以每位癌痛患者都不应该忍受不必要的疼痛，要相信疼痛是可以控制的，要在医生的指导下最大限度地缓解自己的疼痛。

250. 癌痛患者在接受其他抗肿瘤治疗的同时可以使用镇痛药吗？

许多癌症患者在进行化疗、放疗、手术治疗或其他抗肿瘤治疗的过程中出现疼痛，这些患者通常会担心镇痛药会影响抗肿瘤治疗的效果而尽量忍受疼痛。目前的研究显示镇痛药对其他抗肿瘤药没有不良影响，良好的镇痛有助于患者顺利完成其他抗肿瘤治疗。

251. 一旦使用阿片类药就不能停止，需要终身用药吗？

一些服用了阿片类镇痛药的癌痛患者接受化疗、放疗、手术治疗或其他抗肿瘤治疗后，肿瘤得到了控制，疼痛明显减轻，这些患者想知道镇痛药是否可以停止服用？答案是只要疼痛得到满意控制，可以随时安全停用阿片类镇痛药。吗啡日用药剂量在 $30\sim60mg$ 时，突然停药一般不会发生不良反应。长期大剂量用药者，突然停药可能出现戒断综合征，所以长期大剂量用药的患者应在医生指导下逐渐减量停药。

252. 长期服用阿片类药物的患者有最大剂量的限制吗？

阿片类药物是目前发现镇痛作用最强的药物，并且没有"天花板效应"，镇痛作用随剂量的增加而增强，因此，并不存在所谓最大或最佳剂量。对患者个体而言，最佳剂量是最有效的镇痛作用和可耐受的毒副反应。所以，只要止痛治疗需要，都可以使用最大耐受剂量的阿片类镇痛药，以达到理想的缓解疼痛效果。

253. 两个长效阿片类药物能联合使用吗？

首先这是不规范用药，目前还没有一个权威《癌痛诊治指南》中推荐这样用药。其次，也没有必要这样做，在医生指导下可以通过增加单一阿片类药物的剂量来实现良好的镇痛效果。此外，还要告诉患者合用长效阿片类药物是有害的，两种长效类阿片药物作用机制相似，药理作用叠加，毒副反应发生的种类有可能会增加，机率会增大，用药剂量不容易掌控，容易过量，一旦过量，出现的毒副反应就难以处理。

254. 因特殊原因导致的癌痛如何治疗？

有些晚癌患者会因肿瘤进一步恶化而出现脑转移、骨转移、硬膜外脊髓压迫症、肠梗阻、感染性疼痛等，这些患者在镇痛治疗的同时还应针对原发病变对因或对症治疗。

255. 癌痛患者如果合并有神经病理性疼痛怎么办？

神经病理性疼痛是由于神经系统损伤或者受到肿瘤压迫或浸润所致的一种难治性疼痛。患者在服用阿片类镇痛药的同时应根据疼痛的不同表现联合应用其他辅助药物，如表现为烧灼样疼痛的患者应加服三环类抗抑郁药，如阿米替林、多塞平等；表现为电击样疼痛的患者应加服抗惊厥药，如加巴喷丁、卡马西平等。

256. 口服阿片类控释片控制疼痛趋于稳定，但有时会出现突发性疼痛怎么办？

突发性疼痛也叫暴发痛，是指在持续、恰当控制慢性疼痛已经相对稳定基础上突发的剧痛。突发性癌痛常常被患者叙述为无规律性、散在发生、急性发作、持续时间短、瞬间疼痛加剧、强度为中到重度，可以超出患者已控制的慢性癌痛水平。暴发痛可以是与原发性疼痛一致或者感觉完全不同的阵发性疼痛，可以由不同诱发因素而发作（与肿瘤相关、与治疗相关、伴随的其他疾病），病理生理机制也可能不同（伤害性疼痛、神经源性疼痛、复合性疼痛）。暴发痛可以干扰患者的情绪、日常生活（睡眠、社会活动、生活享受等），对疼痛的总体治疗产生了负面影响。所以，及时治疗暴发性癌痛非常有必要。患者要告诉医生存在暴发性疼痛，而不要因为暴发痛的持续时间短而忍受疼痛。目前，治疗暴发性癌痛的主要方法为在医生的指导下使用合适补救剂量即控释或速释型阿片类药物，并根据暴发痛的原因合理应用辅助药物等。

257. 治疗癌痛除口服镇痛药外，还有哪些方法？

癌痛的原因多样，性质复杂，所以癌痛的综合治疗也显得很重要。目前，癌痛治疗中应用的方法很多，除口服镇痛药治疗外，还有放射治疗、化学治疗、放射性同位素治疗、神经阻滞、脊髓刺激、射频消融、中医中药辅助治疗及心理治疗等方法。

258. 对癌痛患者进行心理治疗有什么作用？

癌痛的顽固和持续存在，使之比其他任何症状更易引起患者的心理和精神障碍，抑郁、焦虑等不良情绪能明显地加重疼痛的感知和体验，所以在控制癌痛的同时引入心理和精神治疗越来越受到人们的关注。心理治疗是通过宣传教育，医生、患者、家属间的交流，让患者获得相关知识，采用转移注意力、放松训练、精神治疗等方法引导患者正确看待身体的感觉和现实，纠正错误认识，改善或重建对现实问题的看法和认识，改变身体对疼痛的反应，增强患者的治疗信心，对有效地控制癌痛会起到很好的辅助作用。

（六）中医治疗

259. 中医治疗胃癌的基本方法是什么？

"扶正培本"是中医治疗胃癌以及其他恶性肿瘤最重要也是最广泛的方法。现代研究证实扶正培本法能够改善机体免疫功能、保持内环境稳定，部分扶正培本药物具有抗氧化和清除自由基的作用。扶正培本治疗多从益气健脾入手，常用药物有党参、白术、茯苓、黄芪、白扁豆、山药、薏米等。在益气健脾基础上需要结合辨证施治，根据患者体质不同选择养阴生津、疏肝和胃药物。胃癌的特点是整体为虚，扶正培本正是针对正气不足的疾病本质进行治疗，但仅仅扶正并不全面，考虑到局部为实的情况，必须扶正为主，兼以祛邪。常用的祛邪治法有理气化痰、活血化瘀、清热解毒等。气机失调、痰湿内蕴是诱发胃癌的重要因素，脾胃气滞的情况可见于胃癌早、中、晚各阶段。瘀毒内阻是多种肿瘤共同的常见病机，活血化瘀是中医治疗胃癌祛邪治法中的重要内容，同时也是治疗疑难疾病、顽固疾病的重要法则。肿瘤进展、病情恶化阶段患者常常出现发热、肿块增大、灼热疼痛等症状，多属中医热毒内蕴的表现，清热解毒药物能够控制和减轻肿瘤组织周围的炎症反应，直接或间接抑制、杀伤肿瘤细胞，进而在一定程度上起到抑制肿瘤发展的作用。由于肿瘤疾病顽固、病情复杂，某一两种治法往往难以胜任治疗，需要兼顾整体与局部病情特点，圆机活法，有机结合各种治法，才能取得较好疗效。

260. 保护"胃气"对于胃癌患者有什么重要意义？

"有胃气则生，无胃气则死"出自《黄帝内经》。也许有的患者会说，我已经接收手术切除了全胃，哪里来的胃气？其实这里说的"胃气"就是人们说的中气，也就是中医说的后天之本，并不是指手术切除的胃脏。胃癌的病理特点决定了患者胃气虚弱、不耐受纳为其突出症状，所以胃癌治疗过程中要特别注意顾护胃气。只要能在一定程度上维持"胃气"，治疗就有希望，患者就可能逐渐好转；如果"胃气"渐渐虚弱以致衰败，那么治疗难度很大，疾病预后很差。在患者"胃气"不强的情况下，节食是保护"胃气"的关键，一定不要超出个人消化能力勉强进食。临床实际中，这种情况常常被比喻为"破车轻载"。体质虚弱、毫无食欲的晚期胃癌患者，建议多食用热稀粥，特别是小米粥以顾护"胃气"，同时适当配合扶正健脾消食的方药，以促进胃主受纳、脾主运化功能恢复，改善患者体力和生活质量。

261. 中医药配合放化疗能同时进行吗？

中药与放射治疗和化疗药物会不会有冲突、会不会影响放化疗的效果、它们能同时进行吗？多年来，大量的临床实践表明，中医药与放化疗之间不会发生冲突，截至目前也没有患者因为接受中医药治疗而降低放化疗效果的报道。中医治疗是肿瘤综合治疗的方法之一，适用于肿瘤患者治疗的各阶段。在不同阶段，中医药扮演不同的角色、发挥不同的作用。放化疗期间，西医治疗是抗肿瘤治疗的主力军，其治疗本身具有很强的"杀伤力"，不仅能够杀死、抑制肿瘤细胞，对人体正常的细胞也会带来不同程度的损伤，表现为骨髓功能、消化系统、神经系统等方面的不良反应。而中医治疗处于辅助地位，侧重于为放化疗"保驾护航"。通过益气扶正、填精养血、调理脾胃等治疗方法，改善或减轻患者乏力、失眠、恶心呕吐、食欲减退、便秘、手足麻木、**骨髓抑制**等不良反应和症状，目的在于使患者的放化疗得以顺利进行，所以并不以抗肿瘤为主要治疗方向。有些患者认为，化疗后呕吐反应本来就很严重，用中药后会更增加呕吐反应，喝下去的中药也会吐出来，起不了什么作用。其实许多中药具有很好的止吐功效，合理运用的话在止吐同时还可以改善食欲。放化疗结束后，中医药从辅助地位转变为主力地位，不仅要继续扶正、调和脾胃，还需要同时加强抗肿瘤治疗的力度。应该强调的是，中医药治疗需要长期坚持才能获得一定效果。

262. 胃癌患者什么时候可以开始中药治疗？

临床上经常听一些患者说："等我化疗或放疗结束后就去喝中药"。其实，这种认识是不对的。胃癌等腹部恶性肿瘤患者的治疗过程中什么时候开始中医治疗更合适呢？中医治疗介入的时间越早越好。手术切除肿瘤病灶后，肠道功能基本恢复时，就可以考虑开始服用中药了。一般来说患者排气、排便正常就可以进流食或半流食，包括中药，肠道已经可以吸收中药有效成分了。此时用中药治疗可以加快患者手术后的康复进程，有助于提升患者的免疫功能，保证放化疗按时正常进行。

263. 冬虫夏草的主要功效有哪些？适用于哪些人群？

冬虫夏草作为一种传统的名贵滋补中药材既不是虫，也不是草，是麦角菌科真菌冬虫夏草寄生在蝙蝠蛾科昆虫幼虫上的子座及幼虫尸体的复合体。虫草主要成分包括虫草酸、虫草素、氨基酸、生物碱、维生素、多糖及矿物质等。其体外提取物具有明确的抑制、杀伤肿瘤细胞的作用，虫草素是抗肿瘤作用的主要成分。中医认为冬虫夏草性味甘、温，归肺、肾经，功能补虚损、益精气，又能平喘止血化痰。冬虫夏草药用价值很高，具有阴阳双补的特点，尤其擅长补益肺肾二脏，药性较平和，除了孕妇、感冒、有实热等情况外，普通人群多数都可服用，且全年均可服用，以冬季最佳。传统服用方法是煎煮内服，可以入丸、散，或研末食用，也可以泡酒、煲汤、煮粥服用。需要强调的是，无论哪种方法均应连渣服用，最大程度保证有效吸收。除了肾癌患者外，肺癌及许多慢性病患者，如肾功能不全、肺气肿、肺纤维化等也适合服用冬虫夏草。

264. 常用的滋补食物有哪些？

食疗所用的食物以平性居多，温热性次之，寒凉性食物最少。常用的平性食物有赤小豆、黑豆、木耳、百合、莲子、菜花、土豆、鲤鱼、山药、桃子、四季豆等；温热类食物有牛肉、羊肉、鸡肉、虾、蛇肉、黄豆、蚕豆、葱、姜、蒜、韭菜、香菜、胡椒、红糖、羊乳等；凉性食物有猪肉、鳖肉、鸭肉、鹅肉、菠菜、白菜、芹菜、竹笋、黄瓜、苦瓜、冬瓜、茄子、西瓜、梨、柿子、绿豆、蜂蜜、小米等。药粥是食疗的重要方法之一，简便易行，效果显著。常选用粳米或糯米为原料，二者具有健脾益气、滋补后天的作用，常与山药、龙眼、大枣、莲子、薏米等可食用的中药同煮成粥，不仅增加补养脾胃的功效，而且能够增添药粥的色、形、味。胃癌属气虚者，可以选用党参、黄芪、茯苓、薏米、大枣、莲子药物加工药膳；属阴虚者，可以选择太子参、石斛、枸杞、百合、荸荠等药物；偏于胃热者可以选用竹叶、生地、麦冬、白茅根等药物。

（七）其他治疗方法

265. 免疫治疗对胃癌有效吗？

胃癌传统的治疗方式是手术、化疗和放疗，但总体疗效仍不令人满意。因此，肿瘤免疫治疗越来越受到重视，可以作为传统治疗方法的补充。肿瘤免疫治疗的目的是激发或调动机体的免疫系统，增强肿瘤微环境的抗肿瘤免疫力，从而控制和杀伤肿瘤细胞。

目前临床应用的免疫治疗有：①非特异性免疫刺激剂，如云芝多糖、胸腺肽及香菇多糖等；②细胞因子，如干扰素、白介素-2、肿瘤坏死因子和集落刺激因子等。

目前处于临床试验阶段的免疫治疗有：①肿瘤疫苗，如细胞疫苗、核酸疫苗、树突状细胞（DC）疫苗、基因修饰的肿瘤疫苗、抗独特型抗体；②基于单克隆抗体技术靶向治疗，如针对HER-2受体的单抗 Herceptin（赫赛汀）及**血管内皮生长因子（VEGF）**单克隆抗体；③过继免疫治疗，是指向肿瘤患者输入具有抗肿瘤活性的免疫细胞，如淋巴因子激活的杀伤细胞（LAK）、肿瘤浸润性淋巴细胞（TIL）、CTL、DC、抗 CD3 单克隆抗体激活的杀伤细胞（CD3 AK）、细胞因子激活杀伤细胞（CIL）等，直接杀伤肿瘤细胞或激发机体抗瘤免疫效应，从而达到治疗肿瘤的目的。

266. 我们为什么需要新药？

"有病吃药"这是我们常说的一句话，而且"对症下药"病才有可能治好。但是在癌症治疗的过程中，即使是"对症下药"了，病还不一定能治好。因为，癌细胞太顽皮、太狡猾了，它们适应环境的能力非常强，就跟老鼠似的。它们是从我们自己身体中叛变出来的敌人，会根据我们曾经杀伤它的各种手段来改变自己，使自己不被再次攻击，这也就是医生常说的"耐药"。

新药就是以前没有用过的药，癌细胞还不认识它们。我们要不断研制新药来杀死癌细胞，直到把它们从我们的身体中彻底消灭，我们才得以健康生存。

267. 什么是抗肿瘤新药临床试验研究？

对于任何一个药物，都要了解其最重要的安全性和有效性，在临床使用时才有把握。怎么才能了解药物是否安全和有效呢？就必须要通过药物的临床试验研究。药物的临床研究项目越多，研究结果越丰富，对我们了解这些药物就越有利。也就是说，每个药品都是经过"考试"合格后才能够进入临床使用的，因此临床试验研究是每个在市场出售的药品必须经过的一关。

抗肿瘤药物都必须要经肿瘤患者的试用。一个全新的抗肿瘤药需要进行20项左右的临床前研究，在进入人体临床试验之前，是要先在动物体内进行各种药物代谢、毒理方面的研究，然后才能在人体上经过Ⅰ～Ⅲ期的临床试验。如果临床研究结果证明该药是安全、有效的药物，才能走上市场，被其他患者使用。

268. 抗肿瘤新药是怎么研发出来的？

新药的研发是一个十分复杂的过程，但简单来说可以分为临床前研究和临床研究。临床前研究包括从药物筛选开始到进行各种动物实验，一般要进行药理实验、急性毒性实验、长期毒性实验、**药代动力学**实验、致畸实验、致癌实验、过敏实验等，能够在动物体内得到的试验数据都会在实施人体试验前完成。这些动物实验不仅在小动物身上比如小鼠、大鼠身上做，还要在大动物身上做，比如比格犬、恒河猴等。动物实验资料要送到国家食品药品监督管理部门，经过严格的审批后才可能得到进入临床研究的批文。从药物筛选到进入临床研究只有百分之几的成功率，仿制药或改良的药物成功率会高一些，但会受到知识产权方面的限制。

在我国进入临床试验的新药都必须有国家药监部门正式批件，文件号可以通过正常途径查到，临床试验在与患者签署的知情同意书中一般都要注明这个批文号，以证明这项试验的合法性。一个新药需要进行 3 个期别（Ⅰ、Ⅱ、Ⅲ期）的多项临床研究，这期间一般需要 500 名以上的患者参与临床试用。

269. 一种新药的研发需要多长时间？为什么？

由于新药的每项临床研究都需要按照试验方案进行，对需要观察和研究的病种或瘤种有严格的入选标准和排除标准，每位患者必须自愿参加试验，这样在试验进行期间就需要很长的时间才能收集到足够的病例数。Ⅰ期和Ⅱ期临床试验分别需要大约 2 年，Ⅲ期临床试验也需要 2~3 年，加上每个期别之间还要得到国家药监部门的审批，在顺利的情况下需要一般 7~10 年才能完成。如果在新药探索期间不顺利，就需要更长的时间。新药在实验的任何一个阶段都有被淘汰的可能性，所以一种新药的诞生就像一个新生儿的孕育和出生一样，需要经过精心的设计和实施，中间如果有任何问题都可能使它不能面市，惨遭淘汰的命运。

270. 如何能够参加新药临床研究？

大家都知道手机、电脑等产品最先进的型号都在实验室里，抗癌新药也是如此，最新的好药都在临床试验中。因此，参加临床研究可以是肿瘤患者、尤其是晚期肿瘤患者的一种有利的选择，特别是对多种治疗失败后，参加临床研究可能是更有希望的选择。

参与临床研究最重要的是信息，这些信息可以通过在医院就诊时询问医生、留意贴在走廊上的招募广告、向专门开展新药临床研究的部门了解，也可以通过网络找到这些试验。抗癌新药的临床试验都是和治疗相结合的，试验工作者与自愿参加试验者都要根据试验方案的要求进行双向选择，才能确定。

271. 什么是Ⅰ期临床试验？

Ⅰ期临床试验是检验新药对正常健康人及患者是否有毒性或其他害处的临床试验。包括初步的临床药理学研究、人体安全性评价试验及**药代动力学**试验，为制定给药方案提供依据。人体安全性评价通过耐受性试验来完成，主要目的是初步了解试验药物对人体的安全性情况，观察人体对试验药物的耐受及不良反应。**药代动力学**试验是要了解人体对试验药物的吸收、分布、代谢、消除等情况。

272. 什么是Ⅱ期临床试验？

Ⅱ期临床试验是检验新药是否有效力的临床试验。其目的是初步评价试验药物对目标**适应证**患者的治疗作用和安全性，也包括为Ⅲ期临床试验研究设计和给药剂量方案的确定提供依据。Ⅱ期临床试验多数须做两组人群对照的试验，即参加试验的人群分为试验药组与对照药组或安慰剂组，两组对照来确定试验药的疗效，但有的Ⅱ期试验也会只设1个试验组，单独看这个药物的疗效，然后把这个疗效与已有的资料进行对比，这样的试验设计所需例数比较少。

273. 什么是Ⅲ期临床试验？

Ⅲ期临床试验是检验新药的最适剂量、用法、安全性及治疗作用的确证阶段。其目的是进一步验证药物对目标**适应证**患者的治疗作用和安全性，评价患者受益与风险之关系，最终为药物注册申请的审查提供充分的依据。

274. 什么是Ⅳ期临床试验？

Ⅳ期临床试验为新药上市后由申请人进行的应用研究阶段。其目的是考察在广泛使用条件下的药物的疗效和不良反应、评价在普通或者特殊人群中使用的患者受益与风险关系等。是在药品说明书指导下用药的临床研究，用以补充Ⅱ、Ⅲ期临床研究中未观察到的不良反应，尤其是在老年人、肝肾功能较差的患者、心血管疾病患者等特殊人群用药后可能产生的不良反应，而这些人群在前面的临床研究中都是被排除的。

275. 什么是临床研究中的知情同意？

为了保护受试者参加临床研究中的权益、使他们了解研究药物的性质及试验的过程，我国和国际上都建立了相应的《新药临床研究质量管理规范》，简称 GCP 规范。要求所有临床研究都必须通过伦理委员会审批，审批的内容包括临床研究方案、知情同意书等。知情同意书是为参加临床研究的受试者（健康志愿者及患者）提供的一份书面文件。参加临床研究之前，研究者（临床医生）会就这份告知书的内容向受试者讲解，其中包括临床研究的内容、背景、新药的作用机制、已经获得的临床研究结果、将要开展的临床研究内容、受试者可能面临的风险、可能得到的益处等，最重要的是受试者必须是自愿参加的，而且随时可以退出，受试者的隐私是得到保护的。受试者/患者可以在医生与其进行知情同意谈话时充分的提问并得到答案，患者在自愿的情况下签署知情同意书，同时可以保留这份同意书。签署知情同意书后就意味着参与了临床研究。作为受试患者，如果愿意参与临床研究，就应当积极配合医生（研究者），包括及时向医生通报自己的感受、不适，及时到医院就诊，进行各种检查，在家中服药时要认真记录服药情况，填写患者日志，有时还要定时测量血压等等。这些内容都是临床研究中需要观察的安全性资料，这些对于评价一个药物的安全性和有效性极为重要。一个患者在参与了临床研究时，也是临床研究的重要成员了，是整个研究组的观察对象，会得到所有研究者的关心和照顾，因此，配合临床研究工作也是受试者的义务，受试者有责任把自己的真实情况告诉医生，以便医生评价，并对其治疗做出正确的决定。

如果患者的疾病进展了，或者医生认为他已不适合留在研究中，医生会让他终止研究，并且为他提供其他治疗方案，这时受试患者要服从研究医生的决定。还需要注意：在知情同意书中通常有两个联系方式，一个是研究医生的电话，一个是伦理委员会的电话。受试者有关于研究或医疗方面的问题，可以打电话给研究者；如果有关于受试者权益方面的问题，可以与伦理委员会联系，将会得到相应的解答。

四、复查与预后篇

276. 胃癌患者治疗后是否应该定期到医院进行复查？

一些胃癌患者自认为，在接受手术和（或）放化疗后就没有什么大问题了，特别是早期患者，他们在欣喜之时却忘了医生交待的要定期到医院进行复查。殊不知胃癌患者手术治疗后有超过50%的复发转移率，包括淋巴结转移、体内脏器转移如肝、肺转移等、腹腔种植转移、吻合口复发等，是患者死亡的主要原因。预防和早期发现肿瘤复发转移的主要措施就是定期复查。当胃癌患者出现复发转移时，其症状常缺乏特异性，且自身也难以察觉，因此应遵照医生的嘱托定期到医院进行复查。

277. 肿瘤患者治疗后多长时间复查一次合适？

肿瘤患者治疗后最易在2年内出现复发转移。因此，在治疗后的最初2年期间应每3~4个月复查一次，自第3~5年应每半年复查一次，从第5年后则可以一年一次，但这每年一次的检查要持续终身。在门诊患者当中不乏治疗后7、8年甚至是10年以上的患者出现复发转移的情况。因为肿瘤是一种慢性疾病，要做好与肿瘤持久斗争的思想准备。

278. 胃癌患者复查时需要进行哪些检查？

胃癌患者复查时要进行全面详细的检查，主要包括以下几方面内容：

（1）体格检查：包括伤口愈合情况，如果检查发现伤口旁出现较硬的结节，则不除外有肿瘤**种植**转移的可能；还要检查左锁骨上淋巴结是否肿大，这也是最常见的远处转移部位；此外肛门指检还可以发现肿瘤是否有盆腔转移等。

（2）实验室检查：血常规检查、大便隐血试验、CEA、CA19-9、CA7-24，肝肾功能等检查。

（3）胃镜检查：术后每 6 个月 1 次；胃癌手术后 3 年以后，每年 1 次至终生。

（4）影像学检查：腹盆腔增强 CT，建议手术后 4 周检查一次；作为基线片，以后至少每半年一次，必要时每 3～4 个月一次；X 线胸片或胸部 CT 检查，还有 X 线钡餐、MRI 等酌情选用。

（5）特殊检查：骨扫描检查为非必须检查项目，手术后 1～3 年内，可每年 1 次，或根据需要调整；以后酌情选用。

279. 不同分期胃癌治疗效果如何？

癌症分期在一般情况下是可以描述肿瘤的成长。目前临床上常用的胃癌分期多采用国际 TNM 分期法，即根据肿瘤的侵犯深度、淋巴结转移数目以及远处转移的情况来衡量病情的早晚。对胃癌进行分期除了可以判定胃癌的病程、选择合理的治疗方案，还可以判断疗效和**预后**。早期胃癌手术后 5 年生存率可达 90% 以上，Ⅱ期为70%左右，Ⅲ期不足30%，晚期则低于10%。因此，要提高胃癌的治疗效果，关键是要早期发现，早期治疗，并且要采用手术、化疗、放疗等综合治疗手段。

280. 5年生存率是什么意思？

生存率亦称存活率，是指接受某种治疗的患者中，经若干年**随访**（可采用1、3、5、10年，甚至15年）后，尚存活的病例数所占比例，比例越高说明治疗结果越好。医学上为了统计癌症患者的存活率，比较各种治疗方法的优缺点，采用大部分患者**预后**比较明确的情况作为统计指标，通常采用5年生存率。对每位患者个体来讲指能活过5年的机率，并不是只能活5年的意思。对肿瘤患者来讲，生存超过5年以后再次出现复发或转移的机率就已经很低了，因此，5年生存率常常也代表着治愈率。

281. 影响胃癌治疗效果的因素有哪些？

肿瘤生物学行为是影响胃癌治疗效果的主要原因。包括：①病期的早晚：病期越早**预后**越好，越晚**预后**越差；②病理组织学类型：溃疡癌变**预后**较好，未分化癌及黏液腺癌**预后**最差；③癌肿生长方式：膨胀型生长**预后**好，弥漫浸润性生长**预后**最差；④淋巴结转移：无淋巴结转移病例**预后**好，术后5年生存率约为48%，有淋巴结转移者5年生存率为25%；⑤手术方式：根治性切除的5年生存率为41.3%；胃癌姑息切除的生存率为11.7%。此外，根据患者不同的肿瘤生物学特点，应采取有针对性的、科学的个体化治疗方案，是提高治疗效果的有效途径。

282. 复查前要准备哪些材料?

患者到医院复查就诊时,首先,应回顾上次复查后到目前这段时期自身的感受,如有无任何不适症状,饮食、大小便是否正常、规律等。其次,应将以往各种检查结果、影像资料包括胃镜检查,X线上消化道钡餐影,CT,B超检查报告单,病理检查报告单,如果患者用过化疗,应写清楚所用化疗方案及使用周期;如果是放疗后患者,应携带放疗记录单。总体而言,凡是与诊治相关的资料,尽量带齐。一方面,有利于医生了解既往诊治过程;另一方面患者可以避免重复或不必要的检查,节约费用,缩短诊治时间,减少患者的痛苦,使患者尽早得到治疗。目前,很多大医院均已使用数字化病案管理系统,住院治疗过的患者的相关记录及各种检查结果都有保存,可方便患者进行复查。

283. 还没到复查时间,但最近有些不舒服的感觉,需要提前看门诊吗?

老刘3年前因胃癌行手术切除,近1年按要求每半年复查一次,目前距下一次复查还有2个月,但最近一段时间总是感觉腹部不舒服,进食后饱胀,消化不良,排气次数减少,排便不畅,自认为是进食不易消化食物以及肠粘连引起,未予重视,但这种情况持续2周,未见明显好转,不得不到医院就诊,经检查发现是肿瘤复发转移。这一病例告诉我们,复查虽然是定期进行,但绝不能将其机械化,不管是否到复查时间,只要出现异常表现就应该到医院检查,以便尽早发现复发转移,及时进行治疗。

284. 胃癌患者术后在生活习惯方面要注意哪些事项？

　　胃癌患者术后残胃的搅拌研磨功能减退，所以牙齿的咀嚼功能应扮演更重要的角色。对于较粗糙不易消化的食物，应多嚼慢咽。如要进食汤类或饮料，应注意干稀分开，并尽量在餐前或餐后30分钟进汤类，以预防食物过快排出影响消化吸收。进餐后应侧卧位休息以延长食物的排空时间，使其完全消化吸收。要少食多餐、定时定量，不要吃得过饱。多食用新鲜水果和蔬菜，不食不新鲜食品，霉变的食物及粮食。多吃对于胃黏膜没有机械性刺激的、易消化的食物。另外，要戒烟戒酒，不要食用辛辣、刺激的食物；不食用烟熏和腌制食品。

　　患者在康复期间要保持良好的心理状态，切忌烦躁、焦虑，在日常生活中要避免着急、生气，保持情绪愉快，乐观开朗。生活要规律，早期以休闲为主，等以后在身体条件允许时，适当进行锻炼，如散步、做操等，但要劳逸结合，不能过度劳累。

五、心理调节篇

285. 怎样调适患者和家属的心情？

首先医务人员应使患者的家属详细了解病情，耐心讲解病情及治疗的最新进展，让他们自己首先怀有战胜疾病的信心和勇气。其次患者家属应以实际行动去感染患者，让患者感觉到自己存在的价值及意义。

286. 怎样合理地对胃癌患者进行围手术期的心理干预？

首先，医护人员和家属在术前应向患者交流手术治疗的相关信息，以消除患者的紧张焦虑；其次，矫正错误认识，例如手术治疗会引起肿瘤加速生长的错误认识；最后，采用松弛训练等心理学方法对患者进行心理干预，调整患者的期望值及顺应性，并增强患者对手术治疗的信心与自我控制感，倡导以积极乐观开朗的心情去迎接手术。

术后家属应对患者悉心照料，不离不弃，给患者心理支持，鼓励其参与社会活动，并积极配合下一步治疗。患者的朋友和同事也应积极向患者提供适当的关怀和沟通信息，使患者的社会存在感得到认可。

287. 怎样处理晚期胃癌患者的心理问题？

晚期癌症患者的心理负担较重，更容易产生恐惧、悲观和孤独等不良心境。作为家属首先不能自暴自弃，更应以积极乐观向上的情绪去感染患者，暗示其存在的价值，用以往的成功病例鼓励患者的生存欲望，更好地配合治疗。

288. 如何克服胃癌患者对手术的恐惧感？

患者对任何手术都存在不同程度的恐惧心理，担心手术中会出现意外情况，手术后会有并发症，并可能对身体产生不良后果。通过以下几方面，可以克服恐惧：①患者要对自己的病情有充分的了解，知道自己的疾病该如何治疗。当然，恶性肿瘤患者是否要清楚自己的病情，则要看患者的承受能力。②对于某些疾病，手术治疗是必须和唯一有效的选择，手术的目的是为了解决病痛，消除疾病。③对于任何一个手术方式，特别是较大的手术方案，都是经过医务人员缜密思考、严格讨论而制订的科学方案，对可能出现的意外情况及手术后并发症，制订了有效的预防措施，进行了充分的准备，除非特殊情况，手术均会获得成功。④充分信任医务人员，相信他们会尽最大努力，也有足够的能力，完全能尽责细心地做好手术，达到预期的目的。

289. 如何使胃癌患者克服对化疗不良反应的恐惧感？

大部分的胃癌患者在住院化疗期间会担心化疗带来的呕吐、脱发等不良反应，尤其在化疗的前一晚会有失眠等恐惧感。化疗药物对每个人的作用是有个体差异的，医生在临床工作中掌握了针对化疗不良反应的处理经验会予以相应处理。家属可以在化疗前一晚陪伴患者，使患者以平静的心态去接受化疗。

290. 如何使胃癌患者正确面对病情？

如今社会很多人还是谈"癌"色变，但癌症并非不可治愈，在临床工作中，仍有许多患者得到根治性的治疗，甚至可以达到长期无瘤生存。患者及家属首先应该正确面对"胃癌"这一疾患，根据患者的心理承受能力及受教育程度，医生和患者家属可以协商对患者进行选择性的告知病情，以克服患者的疑惑、焦虑及抑郁情绪。同时亲属及同事更应积极主动向患者交流沟通，给予更多的关心和帮助，增强患者战胜疾病的信心，鼓励患者勇敢地驾驭生活。

正所谓"药疗是核心，心疗是前提，食疗是基础，体疗是补充"。通过医患双方多方面的交流与努力，充分发挥社会心理干预在临床工作中的作用，最大限度地改善胃癌患者的总体生活质量及治疗效果。

六、预防篇

291. 胃癌患者如何进行早诊早治？

目前，胃癌仍然是我国发病率和死亡率较高的恶性肿瘤。然而，与多数肿瘤一样，早期诊断胃癌比较困难，主要原因是早期肿瘤多无明显感觉，而出现典型症状时往往已非早期，失去彻底根治的机会。临床上，多数胃癌患者仅表现为常见的消化道疾病症状，如上腹隐痛、饱胀、嗳气、厌食等，由于症状轻微，难以引起重视。所以，诊断胃部疾病不仅需要患者本身多了解一些基本的卫生保健常识，关注身体的细微变化。也需要接诊医生对此提高警惕，积极地对于一些伴有**高危因素**的无症状患者开展早期**筛查**，例如慢性胃炎、慢性胃溃疡、胃息肉等。

292. 什么样的人需要定期复查胃镜？

一般来讲，具有胃癌癌前病变、癌前疾病的患者应该定期进行胃镜复查。例如，慢性胃溃疡、慢性萎缩性胃炎、胃切除手术史、胃息肉、恶性贫血、胃癌家族史、胃癌病史、胃黏膜不典型增生及胃黏膜上皮内瘤变等。这类患者发生胃癌的机率高于普通人群，需要定期复查胃镜，以期早期早治。

293. 胃癌的发病过程是怎样的?

胃癌的确切病因尚未完全阐明,目前认为胃癌是由幽门螺杆菌感染(Hp)、环境因素和遗传因素协同作用的结果。胃癌很少直接从正常胃黏膜上皮发生,而大多发生于原有病理变化的基础上,这种病理变化分为癌前病变和癌前疾病。癌前病变指易发生癌变的胃黏膜病理组织学变化,即异型增生。而癌前疾病是指发生胃癌危险性明显增加的临床情况,包括萎缩性胃炎(伴或不伴肠上皮化生和恶性贫血),慢性胃溃疡,残胃,胃息肉和胃黏膜巨大皱襞症。在上述病理变化基础上,胃癌的发生机率明显增加。

294. 胃癌可以筛查吗? 如可以, 应通过哪些步骤进行筛查?

虽然胃癌早期没有特异性的症状和体征,但可以通过定期**筛查**获得早诊早治的机会。目前,胃镜是胃癌**筛查**的重要手段和工具。根据日本和韩国的经验,由于实施胃镜**筛查**,早期胃癌已占到全体胃癌半数以上,极大地提高了治疗效果和生存率。

295. 饮食与癌症的发生有关系吗?

饮食会影响大肠癌、胃癌、口腔癌、肾癌、食管癌和乳腺癌的发病率。我国研究发现13%死于癌症的患者水果摄入不足,还有3.6%蔬菜摄入不足。高摄入动物脂肪、动物蛋白和低纤维饮食是患大肠癌的危险因素。烟熏盐渍品,长期食用高温、辛辣食物是患胃癌的危险因素。嚼槟榔、饮酒是患口腔癌的危险因素。高摄入乳制品、动物蛋白、脂肪是患肾癌的危险因素。食物的过热、偏硬、制作粗糙、吞食过快、辛辣刺激是患食管癌危险因素。高热量、高脂肪饮食是患乳腺癌的危险因素。因此，饮食习惯与癌症的发生密切相关。

296. 如何通过控制饮食降低癌症发生风险？

平衡的健康饮食能有效降低癌症发生风险。平时应注意多摄入纤维、水果和蔬菜，同时减少红肉和肉制品、盐的摄入。红肉是指烹饪前呈现出红色的肉，包括猪肉、牛肉、羊肉、鹿肉、兔肉等所有哺乳动物的肉，肉制品包括腌制肉类、火腿等。

297. 为什么多数癌症容易在老年人中发生？

约60%癌症会在65岁以后出现，约有70%的癌症患者死亡会发生在老年人群。目前认为存在以下几方面的原因导致癌症容易在老年人中发生：①在机体内癌变过程需要若干年才能完成；②部分细胞、组织在老化时才会对部分致癌物质更加敏感；③机体免疫系统清除恶化细胞组织的能力随着年龄的增加而减弱；④癌症的发生总伴随着 DNA 遗传物质的出错，老化细胞修复出错 DNA 遗传物质的能力随着年龄的增加而减弱。

298. 为什么常出现家庭多名成员患上癌症？

多个家庭成员出现癌症可能有几方面的原因：①可能仅仅是一个巧合；②可能是因为家庭成员生活在相似的环境或者有相似

的生活习惯，比如均喜欢抽烟和酗酒；③可能家庭成员遗传因素所致。需要注意的是，仅有5%以下的癌症患者因父方或母方缺陷基因遗传所致，而绝对多数癌症患者与遗传因素无关。缺陷基因仅会增加癌症的风险，其存在并不意味着一定会出现癌症。

299. 体力活动缺乏与癌症有关系吗？

体力活动缺乏会增加乳腺癌、大肠癌和子宫内膜癌发生风险。由于生活方式改善，目前我国大多数人缺乏必要体力活动和锻炼。在我国，死于癌症的男性患者中有0.3%、女性患者中有0.2%与体力活动缺乏有关。通过增加活动量和锻炼身体能有效地降低癌症发生风险。

300. 如何通过锻炼和体力活动降低癌症风险？

我国将每周锻炼频率≥3次，每次≥30分钟定义为经常锻炼，未达到该标准的为偶尔锻炼。体力活动分为职业性体育活动、娱乐性体育活动和散步等。美国疾病控制中心推荐每周至少进行150分钟**中度有氧运动**，并至少进行2次全身肌肉伸展运动。

301. 肥胖与癌症有关系吗?

研究表明肥胖与绝经后乳腺癌、大肠癌、子宫内膜癌、食管癌、胰腺癌、肾癌、胆囊癌等 20 多种癌症相关。肥胖人群与正常体重人群相比，过量脂肪组织会带来较多激素和生长因子。高水平激素，如雌激素和胰岛素会增加部分癌症发生的风险。研究表明死于癌症的男性患者中有 0.06%，在女性中有 0.78% 与肥胖有关。

302. 什么叫肥胖?

肥胖一般通过体质指数（曾称体重指数）（BMI）进行评定，体质指数 = 体重/升高^2（kg/m^2）。根据世界卫生组织（WHO）定义，$25 \leqslant BMI \leqslant 30$ 为超重，而 $BMI > 30$ 为肥胖。研究表明该定义并不适用中国人，根据我国"中国成人超重和肥胖症预防控制指南"推荐标准，$24 \leqslant BMI < 28$ 为超重，而 $BMI \geqslant 28$ 为肥胖。目前中国肥胖和超重率在男性中超过 12%，而在女性中超过 17%。

303. 如何通过控制体重降低癌症发生风险？

首先需要通过体质指数公式确定体重是否在健康范围内。对于部分人来说，将体重控制在理想范围内比较困难，或许首先应该调整生活方式，健康饮食，减少饮食量并积极锻炼身体，这样能先保证体重不再增加，随后逐步降低体重。体重的控制最终能降低癌症的发生风险。目前我国居民生活水平改善，越来越多的人出现超重和肥胖，同时应该从儿童做起，加强对学生的健康教育。

304. 为什么有些职业容易患肿瘤？

部分职业会因长期接触致癌物质，最终出现职业相关癌症，在我国确定的职业肿瘤有 8 种：①联苯胺所致膀胱癌；②石棉所致肺癌、间皮瘤；③苯所致白血病；④氯甲醚所致肺癌；⑤砷所致肺癌、皮肤癌；⑥氯乙烯所致肝血管肉瘤；⑦焦炉逸散物所致肺癌；⑧铬酸盐制造业所致肺癌。我国死于癌症的患者中，2.7% 以上与职业性致癌因素有关。

305. 如何预防职业相关癌症？

职业相关癌症的预防措施包括通过有效防护降低职业性致癌因素暴露水平和接触机会、替代某些强致癌物、实施医学监护和药物预防等。同时，常规体检有助于早期发现这些肿瘤病变，并及时治疗。

七、认识胃癌篇

306. 胃的形态和体内的位置？

　　胃在人体的胸骨剑突的下方，肚脐的上部，略偏左，上连食道，下通小肠。是消化管中最膨大的部分，胃中度充盈时，胃的贲门部、胃底、胃体大部分位于左季肋区，胃体的小部分、幽门部位于腹上区。在活体上可因体位、呼吸和胃内容物的多少而有变化。

　　胃的形态、大小、位置因人而异，主要由肌张力和体型决定，可大致呈钩型胃、肠型胃、瀑布型胃。

胃的解剖结构

307. 胃有哪些主要生理功能?

胃的主要生理功能在于其伸缩性的食物储存功能,可作为食物的临时容器,而且胃可依靠自身的蠕动功能将大块食物研磨变小,并将食物中的大分子降解成较小的分子,以便于进一步被吸收。胃只能吸收少量水和酒精以及很少的无机盐,胃腺分泌的胃液中含有盐酸和蛋白酶,可简单初步消化蛋白质。

308. 什么是肿瘤?

是机体在各种致癌因素作用下,局部组织的某一个细胞在基因水平上失去对其生长的正常调控,导致其克隆性异常增生而形成的新生物。可分为良性和恶性两大类。

309. 肿瘤是如何命名的?

一般良性肿瘤的命名主要法则是组织或细胞类型的名称后面加一个"瘤"字,如"腺瘤"、"脂肪瘤"等。恶性肿瘤的命名比较复杂,通常情况下,人体上皮组织来源的恶性肿瘤统称为"癌",间叶组织的恶性肿瘤统称为"肉瘤",同时具备两种成分的称为"癌肉瘤";当然还有一些特殊的命名方法,譬如血液病里的"淋巴瘤"、"白血病";某些组织形态类似发育过程中的某种幼稚细胞或组织,称为"母细胞瘤";有些则以最初发现此类肿瘤的学者命名如"尤文肉瘤"等;还有一些肿瘤则直接冠以"恶性……瘤"。总之,肿瘤的命名千差万别,具体良恶性的鉴别最终还需由医生来确诊。

310. 什么是癌症？

"癌症"是人体各种组织器官来源的恶性肿瘤的统称。其细胞的生长和分裂速度高于正常细胞，且有向局部侵犯和远处转移的倾向。

311. 什么是胃癌？

胃癌泛指起源于胃的所有恶性肿瘤的统称，起源于胃壁最表层的黏膜上皮细胞，可发生于胃的各个部位（胃窦幽门区最多、胃底贲门区次之、胃体部略少），可侵犯胃壁的不同深度和广度。

312. 什么是库肯勃格瘤？

库肯勃格瘤是指来自胃肠恶性肿瘤的卵巢转移瘤，其中原发肿瘤以胃癌最多见，尤其指胃黏液癌细胞浸润至胃浆膜表面时，经过**种植**性转移这种扩散方式，**种植**于双侧卵巢形成的转移性黏液癌。卵巢库肯勃格瘤的主要治疗方法为根治性手术加化疗。

313. 胃部常见的良恶性肿瘤有哪些？

胃的良性肿瘤包括：胃平滑肌瘤、胃腺肌瘤、胃纤维瘤、胃神经纤维瘤、胃血管瘤、胃化学感受器瘤、胃类癌等。恶性肿瘤包括：胃腺癌、胃鳞癌、胃神经内分泌癌、胃淋巴瘤等。

314. 什么叫转移？

瘤细胞从原发部位侵入淋巴管、血管或体腔，迁徙到他处而继续生长，形成与原发瘤同样类型的肿瘤，这个过程称为转移。

315. 胃癌的转移途径有哪些？

胃癌常见的转移途径有淋巴管、血管和体腔的**种植**转移。淋巴转移即沿着淋巴管进行播散，主要转移部位是淋巴结。首先转移到区域淋巴结，然后扩散到更多的远隔部位，包括脐部、左锁骨上和左腋窝等部位。

血管转移及肿瘤细胞浸透管壁，在血管内随着血液循环到达机体的各组织器官继续生长。部位包括肝脏、肺、骨、肾上腺（相对较少）、脑和肾脏。

种植转移是指其他的转移肿瘤细胞突破器官的表面，并脱落至其他器官表面定植生长，即为**种植**转移。常见为腹膜广泛转移，转移瘤也可能在道格拉斯腔形成肿块，在直肠指诊时会被发现。在合并腹膜播散的患者中，卵巢转移（库肯勃格瘤）是一个典型的发现。

316. 全世界范围内胃癌的发病概况怎样？

根据 IARC 发布的 globocan2002 数据，2002 年全球男性胃癌死亡率 16.3/10 万，居恶性肿瘤死因第 2 位，仅次于肺癌；女性为 7.9/10 万居第 4 位，仅次于乳腺癌、肺癌和宫颈癌。在 175个国家地区中，男性胃癌在朝鲜、韩国、哈萨克斯坦、蒙古和白俄罗斯死亡率较高，分别为 37.1/10 万、37.1/10 万、34.6/10

万、33.4/10 万和 33.0/10 万；女性胃癌死亡率较高的有秘鲁、厄瓜多尔、蒙古、哈萨克斯坦、朝鲜和韩国等国家，死亡率分别为 24.1/10 万、22.1/10 万、19.4/10 万、15.4/10 万、15.0/10 万和 15.0/10 万。非洲和欧洲人群的胃癌死亡率较低。我国男性和女性胃癌死亡率均属世界较高水平。

317. 中国人群中胃癌的发病机率怎样？

根据全国肿瘤登记中心 2005 年数据报道，全国肿瘤登记地区胃癌发病率为 32.23/10 万（男性 42.85/10 万，女性为 21.32/10 万），占全部恶性肿瘤的 12.47%，是仅次于肺癌的第 2 位恶性肿瘤；死亡率为 23.90/10 万（男性 31.33/10 万，女性 16.26/10 万）占全部恶性肿瘤 14.14%，仅低于肺癌和肝癌，居第 3 位。据现有资料估计，我国每年胃癌新发病例 428 380 人，因胃癌死亡 318 756 人。我国胃癌发病特点是：①农村地区的胃癌发病率和死亡率明显高于城市地区；②男性发病率高于女性；③不同地区胃癌死亡率差异较大。高发地区主要集中在山西、安徽、江苏、浙江、甘肃、青海等地，而云南、贵州、广东、广西、海南等地则相对较低。

318. 什么叫分化？

分化是指机体某一原始细胞中进行有别于其他细胞形态的、功能的特殊变化的过程。在病理报告单上常看到分化程度的高低，指的是肿瘤细胞与其来源的正常组织细胞在形态学及功能上的相似程度，可分为高、中、低三级。

319. 什么叫化生?

化生是指一种分化成熟的组织转变成另一种成熟组织可逆转的适应现象。在慢性萎缩性胃炎时,慢性炎症长期刺激下正常的胃黏膜逐渐被肠黏膜所替代,是胃癌常见的癌前病变,应注意定期**随访**。

320. 什么叫脉管瘤栓?

胃壁的各层均有血管和淋巴管引流,称之为脉管,肿瘤散在分布在胃壁的各层,胃癌细胞沿着胃壁的黏膜层向其他各层渗透生长,并渗透至脉管壁,在管腔内聚集生长,称为脉管瘤栓。可在手术后的病理切片上进行针对肿瘤细胞的特异性染色,观察到脉管瘤栓的存在,可作为**预后**评判的指标。

321. 什么叫神经侵犯?

人体的各个组织器官均有神经和血管的支配,营养和支配着整个机体的生命活动。胃壁的各层均有神经纤维的分布,当肿瘤组织侵透胃壁沿着神经纤维生长时,可沿着机体神经纤维的表面向远处蔓延生长,称为神经侵犯。流行病学专家认为神经侵犯可作为**预后**不良的判断指标。

322. 什么叫癌基因？

一类会引起细胞癌变的基因称为癌基因。原癌基因有其正常的生物学功能，主要是刺激细胞正常的生长，以满足细胞更新的要求。只是当原癌基因在内外因素的刺激下发生突变后，才能不受机体的调控而异常增殖，最终导致细胞癌变。

323. 什么叫抑癌基因？

是细胞内抑制细胞增殖和肿瘤发生的基因，对细胞的生长起负性调控作用。抑癌基因可通过多种方式失活，造成正常细胞的恶性转化，形成不受机体调控的肿瘤细胞，是肿瘤在细胞水平上发生的内因。

324. 什么是淋巴结转移？

肿瘤细胞沿着机体的淋巴管网进行播散，并在相应区域的淋巴结定植增生，成为淋巴结转移，是恶性肿瘤常见的一种远处转移方式。胃的淋巴结转移包括局部区域转移即通常所说的胃癌根治术所需清扫的第一站及第二站淋巴结，以及沿淋巴管走行转移的淋巴结，例如临床上常见的锁骨上淋巴结，即 Virchow 结。

325. 什么是免疫组化染色？

免疫组化染色是指临床上的内镜下切除标本或手术组织，为进行特异性蛋白检测的病理学研究方法，可进行组织来源、治疗靶点及**预后**的判定。最为经典的染色方法是 SP 染色法，主要由专门的病理科医生来完成这部分工作。

326. 如何理解免疫组化染色结果？

不管是病理组织切片还是手术后的标本染色，**免疫组化**都是必不可少的检测项目，一般来说病理医生会把染色指标的强弱用"+++"、"++"、"+"或"-"来表示，加号越多则表示某种指标的表达越多。但也有些情况"+"的多少并没有特殊含义，仅作为诊断的指标存在，如神经内分泌性质的肿瘤。

327. 什么叫坏死？

肿瘤有无限增殖的趋势，但肿瘤的生长也需要血管来提供养分当肿瘤的增殖超出了机体所能提供的营养物质和氧气外，肿瘤就会有"饿死"，在病理上就成为"坏死"。

328. 如何认识胃癌的病理报告？

一份标准的胃癌病理报告应包括以下几个内容：首先是肉眼对肿瘤组织的描述，例如肿瘤的大小、形态、生长侵袭范围及切缘情况等；其次是对肿瘤组织显微镜下的微观结构观察，如癌细胞的分化程度，胃壁的侵袭深度，淋巴结的转移数量及范围等；最后免疫组织化学染色结果。

329. 什么叫癌前病变？

从正常组织到发生癌变的中间阶段称为癌前病变。机体的许多良性病变都可认为具有恶性病变的潜能。胃溃疡、胃腺瘤、慢性萎缩性胃炎、胃黏膜的肠上皮化生等均可被认为是癌前病变。

330. 胃癌有高危人群吗？

胃癌的病因目前尚未完全阐明。通过多年流行病学研究已经发现一些可能与胃癌发生相关的危险因素。经常食用盐渍、烟熏、焙烤方法保藏或制作的食品，如腌肉、熏肉、咸鱼、咸菜等摄入量多可增加患胃癌的危险；胃幽门螺杆菌（Hp）感染是人类胃癌危险因素。而吸烟可增加男性发生胃癌的危险。患有多年慢性萎缩性胃炎或溃疡反复发作的人群，以及一级亲属家族中患有胃癌的人群罹患胃癌的风险高于普通人群。

331. 胃癌最容易发生在胃的什么部位？

目前资料显示，胃癌可发生于胃的任何部位，半数以上发生于胃窦部、胃小弯及前后壁，其次在贲门部，胃体区相对较少。

332. 胃癌容易发生转移的部位是哪儿？

胃癌可通过机体的淋巴、血液循环或腹膜**种植**进行转移，由于胃的血流主要回流入肝脏，因此肝脏是胃癌最常见的血行转移器官；其次沿血行转移至肺或骨骼；由于胃壁含有丰富的淋巴管网，因此胃癌细胞极易侵犯淋巴管壁，并沿着淋巴循环进行转移，因此局部区域淋巴结及远处的淋巴结转移是胃癌最常见的转移部位。胃癌的**种植**转移是胃癌细胞脱落入腹盆腔，在组织器官的浆膜面进行增殖。

333. 什么叫复发？复发的常见位置有哪些？

胃癌根治性手术治疗后，在术后的辅助治疗及恢复期间发现肿瘤的原位生长或远处出现转移灶，称为肿瘤的复发。临床上常见的胃癌复发是胃大部分切除术后的残胃在若干年后有肿瘤的发生。复发的常见位置包括残胃、肝脏、腹膜、肺、骨等。

334. 什么是腹膜转移？

胃癌细胞具有典型的恶性肿瘤细胞的侵袭性生长的特点，会沿着胃壁逐层生长，并突破浆膜在胃壁表面脱落，由于癌细胞的超强适应能力可以在机体任何组织器官的表面进行生长，破坏局部的结构，若落在腹盆腔脏器的脏腹膜上，即为腹膜**种植**转移。

335. 癌和肿瘤是一回事吗？

其实两者是两个概念，"肿瘤"是指所有异型性增殖且失去机体调控的组织细胞的统称，包括良恶性两种；而"癌"是"肿瘤"这一大概念下的一种，特指来源于上皮组织的恶性肿瘤，如常见的胃癌、结直肠癌等。

336. 胃癌能治好吗？

胃癌传统的三大治疗手段即外科手术、化疗、放疗，现在临床上开展许多生物免疫治疗。现如今临床上已经公认早期胃癌可以通过外科手术达到肿瘤的根治性切除，中晚期胃癌的最新治疗进展包括术前的新辅助治疗加手术治疗辅以术后的辅助化疗，部分患者也可以达到肿瘤的完全治愈。晚期胃癌的综合治疗得益于最新的化学药物和靶向治疗药物的研发，可显著延长患者的总生存期。因此对于胃癌患者来说，早诊断、早治疗可达到完全治愈。

337. 有直系亲属因胃癌去世，我是不是也会得胃癌？

如果家族中的直系亲属（兄弟姐妹或父母）有人患有胃癌，可以说胃癌有家族性遗传倾向，即家族谱中有胃癌的易感基因，此基因可以逐代在亲代之间遗传或隔代遗传，但胃癌的发生是内外因素共同作用的长期过程，单独的基因变化并不足以造成胃癌的发生。亲属应该重视身体的异常变化，定期进行复查，如有不适应该积极进行治疗，防患于未然。

338. 患慢性胃炎20年了，听说这是一种癌前疾病，应该怎么办？

如有慢性胃炎病史且病史已超过 20 年，慢性胃炎可以确诊很可能是慢性萎缩性胃炎，此时治疗应更为积极，应每年在医院进行胃镜检查，如患有幽门螺杆菌感染的证据则应在大型医院消化科进行正规治疗，若怀疑有局部恶性病变的可能则应胃镜下取**活检**，明确病变的性质，如有异常则应及时处理。

339. 黏膜内癌是癌吗？

胃的胃壁可分为黏膜、黏膜下层、肌层及浆膜，若胃癌细胞局限在黏膜及黏膜下层均可称为早期胃癌，无论是否有淋巴结的转移。黏膜内癌仅指胃癌细胞局限在胃壁的黏膜层，无侵犯黏膜下层，若经临床确诊则应当立即内镜下切除；若为多点病变则应开腹或腔镜下手术切除，术后根据淋巴结转移情况决定是否行化学治疗。

340. 高级别上皮内瘤变是癌吗？

上皮内瘤变也称为异型性增生，主要表现为上皮细胞的形态学异常，增生异常活跃不受机体调控，且出现核分裂象的增多。通常把Ⅰ、Ⅱ期和Ⅲ级非典型增生分别称为上皮内瘤变Ⅰ、Ⅱ期和Ⅲ级，高级别上皮内瘤变也指Ⅲ级上皮内瘤变，包括原胃癌和异性上皮细胞累及上皮全层的 2/3 以上的重度不典型增生，属于癌前病变，应当内镜下切除，并定期进行复诊以防止复发。

341. 重度不典型增生是癌吗?

重度不典型增生仅指胃黏膜细胞的异型增生,表现为细胞大小不等,形态多样,排列紊乱,极向丧失。核大深染,核质比例增大,核形不规则,核分裂象增多(一般不见病理性核分裂象)。细胞具有一定程度异型性,但还不足以诊断为癌,仅为异型上皮细胞累及上皮全层的2/3以上。属于癌前病变但不属于胃癌,但并非所有癌前病变都必然转变为癌,也不是所有的癌都可见到明确的癌前病变阶段。

342. 什么叫不典型增生?

不典型增生是指胃黏膜细胞的形态学发生变化,细胞异常增生活跃,表现为细胞大小不等,形态多样,排列紊乱,极向丧失。核大深染,核质比例增大,核形不规则,核分裂象增多(一般不见病理性核分裂象)。细胞具有一定程度异型性,但还不足以诊断为癌。

343. 轻中度不典型增生需要做手术吗?

若在胃镜下观察到黏膜的轻中度异型性增生并经**活检**得到证实,仅需按时进行复查即可,如有异常及时处理同时口服胃黏膜保护的药物,并不需要进行开腹或腔镜下手术治疗。

344. 饮食习惯与胃癌有关吗？

不同人群的饮食习惯差异在胃癌的发生上具有重要意义，一些西部地区如甘肃威武及河南的临县地区是胃癌的高发地区，与当地居民的饮食习惯有一定关系。经常食用盐渍、烟熏、焙烤方法保藏或制作的食品，如腌肉、熏肉、咸鱼、咸菜等摄入量多可增加患胃癌的危险；食用生的新鲜蔬菜、水果、橘科水果和富含纤维食物可降低胃癌发病的风险，其原因可能是这些食品富含抗氧化营养素，如维生素 C、维生素 E、类胡萝卜素等，在体内抵抗致癌物攻击时能帮助降解致癌物代谢产物和修复机体损伤，从而减少胃癌发病。

345. 胃癌能预防吗？

胃癌的发生是各种内外因素长期作用的结果，口服药物可治疗胃癌的一些癌前疾病如慢性萎缩性胃炎合并幽门螺杆菌的感染，但至今临床上仍无针对胃癌发生的预防性用药。社会上很多针对胃癌患者及家属病急乱投医的心态，鼓吹很多子虚乌有的药物，广大患者及家属应该听从医生的建议选择正规渠道来源的药物。另外多参加体育活动可以增强机体抵抗力，提高身体素质从而预防肿瘤的发生。

346. 胃癌遗传吗？

胃癌具有一定程度上的遗传易感性，可在直系亲属中遗传胃癌的易感基因。但并不代表胃癌一定会在亲代之间遗传，如果家族中有直系亲属患有胃癌，子女应注意身体的不适变化，每年按时检查身体，如有不适及时去医院就诊。

虽然流行病学证据表明环境因素在胃癌的发生中起了重要的作用，但是通过对血型以及慢性胃炎导致胃癌的研究也显示出遗传因素的作用。数十年前就已经知道，A 型血的人患胃癌的发病率比 O、B 或 AB 型血的人高大约 20 个百分点。同样，这一人群的恶性贫血的发病率也要高出类似的比率。一些数据表明 A 型血的人与弥漫性胃癌有显著的相关性。据报告，遗传病因学研究已经显示慢性萎缩性胃炎是胃癌的癌前疾病。遗传分离分析显示按照孟德尔的遗传定律，常染色体的隐性基因其外显率依赖于患者的年龄和其母亲患慢性萎缩性胃炎的情况。母亲有慢性萎缩性胃炎的，其子女有 48% 受到遗传学影响，而没有慢性萎缩性胃炎的母亲，这一数值仅为 7%。

胃癌的家族高发趋势一直以来是人们猜测的重点，并且被重复验证着。研究发现大约 10% 的胃癌患者有家族遗传史。

347. 胃癌会传染吗？

和所有恶性肿瘤一样，胃癌仅仅是一种机体自身的细胞异常增生，并不在人体的体液或排泄物中存在，因此并不存在传染之说。胃癌患者的家属和朋友完全没有必要惧怕肿瘤在正常人际交往过程中造成互相传染，作为患者的亲属和朋友更应该给患者必要的心理支持，鼓励其战胜癌症的勇气和信心。

348. 胃癌与吸烟有关吗？

吸烟已经是公认的几种常最常见的恶性肿瘤发病的危险因素，咽下或吸入烟草的直接致癌效果可能包括胃癌癌前病变的进

展，例如胃炎、消化性溃疡和肠化生。吸烟对胃癌发生的直接影响可能是由于烟草本身的亚硝胺和吸烟者内源性形成的亚硝胺有关。一项研究结果分析显示吸烟人群的胃癌发病风险比不吸烟人群高 1.5~1.6 倍，主要在男性人群。

八、肿瘤病因探究篇

349. 胃癌的发病原因是什么？

胃癌的发生是一个多因素共同作用的结果。目前已经证实的诱发因素包括不健康的饮食及生活习惯、长期吸烟或饮酒史、没有及时接受治疗的胃内幽门螺杆菌感染、长期迁延不愈的慢性胃炎（尤其是慢性萎缩性胃炎）、胃溃疡、胃息肉、肠上皮化生病史、曾经接受过胃部分切除术病史以及精神长期处于压抑状态等。同时胃癌的发病也具有一定的遗传相关性，有较为明显的家族聚集倾向。

350. 吃哪些食物容易导致胃癌？

不健康的饮食习惯与胃癌的发生密切相关，这类食物包括烟熏、腌渍的鱼肉、高温油炸食品、潮湿霉变的谷物、过多使用食品添加剂的方便食品等。因此，胃癌的发病也会相应的表现出一定的地域性，这与当地的饮食习惯具有相关性，如日常生活中长期食用熏鱼、熏肉、腌肉、腊肉、腊肠、咸菜，由于这类食品中含有较大量的硝酸盐及亚硝酸盐，进入人体胃内会合成出具有强致癌性的亚硝胺类化合物，日常生活中应尽量避免长期食用这些熏制或腌渍的食物。平时应以新鲜鱼、肉、蔬菜、水果和干燥的谷物为主，养成健康的饮食习惯，可以相应降低胃癌的发病机率，饮食中的新鲜蔬菜和豆制品可以起到一定的保护作用。

351. 为什么说胃癌发病与饮酒有关?

目前对于饮酒与胃癌发生的关系仍然存在一定争议,乙醇并不是一种明确的致癌物,但是长期大量饮酒,特别是长期大量饮用高度白酒的人群与其他人群相比,罹患胃癌的风险有所增加。究其原因,可能与两方面因素有关:一方面,烈性酒在饮用后容易对胃黏膜造成直接损伤,增加胃黏膜对致癌物的通透性,同时也会增加罹患慢性胃炎或胃溃疡的风险;另一方面,烈性酒中含量较高的乙醇可能会成为某些致癌物的溶剂,促进人体对致癌物的吸收。尽管对于饮酒导致胃癌发生风险升高的确切机制目前尚不清楚,但是已有大量研究结果证实,饮酒与吸烟在增加胃癌发生风险方面具有明确的协同作用。因此,日常生活中还是应该尽量养成少饮酒或不饮酒的良好习惯。

352. 幽门螺杆菌与胃癌有什么关系?

幽门螺杆菌是一种对生长条件要求十分苛刻的特殊细菌,也是目前所知能够在胃中生存的唯一细菌,人群中幽门螺杆菌感染率约为40%,是比较常见的细菌感染。感染幽门螺杆菌后,可能使人群患胃癌的危险性增加2.7~12倍,正是基于这一研究结果,世界卫生组织下属的国际癌症研究所将幽门螺杆菌确定为Ⅰ类致癌物。感染了幽门螺杆菌后,患者若不接受治疗,感染是无法自愈的。因此,一旦诊断幽门螺杆菌感染后,应积极、正规地接受治疗,尽早消除这一危险因素所带来的潜在致癌风险。

353. 如何检测有没有幽门螺杆菌？

目前检测幽门螺杆菌主要有无创性检测和有创性检测两大类检测方法。无创性检测的方法主要有两种，即血清检测法和尿素呼气试验。血清检测法的优点是特异性高（接近 100%），而且能够进行定量分析，缺点是无法判断是曾经感染过还是目前处于感染状态，而尿素呼气试验是通过受试者口服 ^{13}C 或 ^{14}C 标记的尿素后，收集受试者的呼气标本，如果受试者感染了幽门螺杆菌，会将同位素标记的尿素分解产生二氧化碳，如果能够在受试者的呼气标本中检测到有 ^{13}C 或 ^{14}C 标记的二氧化碳，则可以证实患者感染有幽门螺杆菌，这种检测方法具有简单、快捷、检测结果可靠的特点，因此在临床上也是应用最为方便和广泛的一种检测方法。而有创性检测则需要在胃镜检查过程中**活检**取得胃黏膜组织，再通过尿素酶法、细菌培养法或病理学检测法获得诊断。在临床工作中，一般会首选无创性的尿素呼气试验法。

354. 如何消灭幽门螺杆菌？

在临床治疗时通常会按照如下原则选择合理的治疗方案：①联合用药；②对幽门螺杆菌的根除率>80%，最好在 90% 以上；③无明显不良反应，患者耐受性好；④经济上可承受。在治疗终止后至少 1 个月后，通过细菌学、病理组织学或同位素检测方法证实已无幽门螺杆菌存在，才能诊断已将患者体内幽门螺杆菌根除。

要达到根除幽门螺杆菌的目的需要从几个方面着手：首先应先注意口腔卫生，可以更换牙具解决口腔问题，如蛀牙、牙结石等。其次配合联合药物治疗，通常是应用一或两种抗生素加一种胃黏膜保护剂（如奥美拉唑等），疗程一般为两周。如果合并胃溃疡的患者可适当延长治疗时间。

355. 长期胃炎、胃溃疡是否会变成胃癌？

慢性浅表性胃炎及胃溃疡与胃癌的发病时间的确存在着一定的相关性，但并非所有慢性胃炎或胃溃疡的患者最终都会恶变为胃癌。慢性浅表性胃炎是成年人的一种常见病，如果不加以注意，随着病情的进展，有可能会发展为胃溃疡或慢性萎缩性胃炎，在不断的损伤、修复过程中，某些细胞会发生异型性，而细胞的异型增生与胃癌的发生关系密切。有研究结果报道，慢性胃炎伴严重萎缩的患者与胃黏膜正常人群相比，胃癌的十年累计危险性显著增高，说明慢性萎缩性胃炎与胃癌的发生关系密切。因此，对于慢性胃炎或胃溃疡一定要做到早诊断、早治疗，降低由此导致胃癌发生的风险。

356. 肠上皮化生与胃癌的关系是什么？

肠上皮化生是指正常的胃黏膜上皮被肠型上皮所取代，根据肠上皮化生分泌黏液的情况及性质，可将肠上皮化生分为四种类型：①完全性小肠化生；②不完全性小肠化生；③完全性结肠化生；④不完全性结肠化生。以上四种类型中，仅有第四种（即不完全性结肠化生）具有较高的致癌危险性，这一结论已经获得了多项研究结果的印证。不完全性结肠化生具有多个与胃癌相类似的生物学特征：①细胞形态和组织结构分化不成熟；②会分泌出大量硫酸黏液；③多种肿瘤相关抗原的检出率增高；④遗传物质DNA含量异常增加。因此，目前多数研究认为，不完全性结肠化生具有较高的胃癌致病危险性。

357. 肠上皮化生是否需要治疗？

慢性胃炎常伴有肠上皮化生，因此肠上皮化生在成年人中也十分常见。如前所述，在四种类型的肠上皮化生中目前已经证实仅有不完全性结肠化生与胃癌的发生关系较为密切，因此对于诊断这种类型的肠上皮化生，应该采取较为积极的态度进行治疗，而其他三种类型的肠上皮化生尽管不能放任不管，但也绝无必要过度担心。目前对于肠上皮化生还没有什么特效药物，通常治疗时会要求患者保持心态的放松，戒烟、限酒，避免食用对胃刺激性较强的药物和食物，同时保持相对健康的饮食习惯，定时定量，另外再辅以保护胃黏膜药物或消除损害胃黏膜因素的药物进行治疗，如生胃酮、磷酸铝和麦滋林-S颗粒等。对于药物治疗无效的严重肠上皮化生，目前也有一些医疗机构尝试采用胃黏膜剥脱术等有创性方法进行治疗，但其长期疗效及远期不良反应等问题仍有待进一步的研究论证。

九、如何就诊篇

358. 如何选择就诊医院？

选择医院是看病的第一步，也是对诊断和治疗效果影响最大的。选择就诊医院应遵循：小病及时就近诊疗，大病选择专业三级或二级医院。小病是指常见病、多发病，可以及时到就近的社区门诊或一级医院就诊。大病是指当病情较重，诊断疑难，疗效不显时，及时选择二级以上医院就诊。二级以上医院根据收治范围分为综合医院和专科医院。综合医院诊疗范围广，分科齐全。专科医院是专门从事某一病种诊疗，专业性强。选择二级以上医院就诊的患者可根据自身的时间、经济状况、医院的口碑、医院的性质（公立、民营）、医院的级别、是否医保定点医院、地理位置的远近，以及对服务的要求等进行选择。

359. 如何在医院选择就诊科室？

综合性医院多按照疾病系统和人体部位分类，专科医院多按照治疗方法和疾病部位分类。患者可根据所患疾病的部位和所属系统选择就诊科室。但对同一部位或系统，同时存在内外科不同治疗科室的问题。以肿瘤患者为例，没有做过手术治疗的初诊患者，根据病变部位可先选择外科手术科室就诊，已经手术后的患者或不能手术治疗的患者可选择放射治疗或化疗科室。患者在就诊前可以通过电话或网络查询各医院门诊科室设置，选择正确的就诊科室，避免挂错号。

360. 如何做好就医前的准备？

二级医院门诊出诊医生在一个出诊单元内（半天）要接诊大量的患者，很难有充足的时间问、听、分析每一位患者。患者在就诊前应提前梳理好对病情需要了解的问题，既可以节省时间，又可以避免因临时考虑而疏漏某些重要的细节。此外，如果患者已在其他医院检查或治疗过，应将已有的检查结果和病历资料带全，以便医生的进一步诊断和治疗。

361. 如何选择普通门诊和专家门诊？

目前多数医院都设立简易门诊、普通门诊、专科门诊、专家门诊及专业组门诊、特需门诊等，以满足不同层次的需求。建议初诊患者挂普通门诊，因为初诊时无论是专家门诊还是普通门诊，都要根据病情先让患者做相应的检验、影像检查，肿瘤性疾病还需要组织病理学检查才能确诊。患者复诊或有疑难疾病并且检查资料完善者可选择专家门诊。患者可根据医院专家介绍栏或网站上的专家介绍了解各专家的专业特长，结合自身病情选择适合的专家。

362. 选择哪种方式预约挂号？

为方便群众就医，提高医院医疗服务水平。各个医院均在开展不同的预约挂号方式来缓解患者挂号排队和候诊等待时间长的问题。预约挂号方式主要包括：电话预约、网络预约和自助挂号等。医院电话预约和网络预约方式多通过与第三方公司合作为患者提供方便，优点是有稳定的网络挂号平台，有大量的接线客服，解决患者排队挂号的困扰，但缺点是第三方公司客服缺少医学专业知识，患者在采取电话预约和网络预约前应了解医院的科室设置和挂号的号别。自助挂号是在医院挂号处、门诊大厅等显著位置放置的自助挂号机，方便患者在医院就诊后预约下次就诊时间。患者在就诊前了解就诊医院的预约挂号方式和预约挂号号别，合理安排时间挂号就诊。

363. 如何进行电话和网络预约挂号？

有些地区建立了统一的电话预约和网上预约挂号平台，采取实名制注册，用户首次预约必须注册就诊人的真实有效的基本信息。电话预约可根据人工提示进行医院、科室、号别的选择来预约挂号，网络预约根据页面显示进行预约挂号。在成功预约后，注册手机会收到预约成功和数字识别码的短信。患者取号时须在医院规定时间内，出示患者身份证和数字识别码取号。

364. 建立就诊卡、挂号须出示患者哪些身份证明的证件？

患者按规定必须用真实姓名挂号、就诊。凡到各医院就诊的患者须为实名制挂号，严禁使用非就诊患者的姓名建卡、挂号。在各医院办理就诊卡时，须出示本人的身份证、户口本或驾驶证、老年证等有效身份证明进行建卡挂号。此外，北京医保患者必须持北京医保社会保障卡办理就诊卡和挂号。

365. 什么是银医卡？银医卡开展哪些自助服务项目？

银医卡是银行和指定医院合作办理的联名卡，具有普通银行卡的所有功能，还可以在医院网站预约挂号。银医卡开展的自助服务包括：自助缴费、自助检查报告打印、自助信息查询等。银医卡的开展使实名制挂号得到更好的应用，也为全国开展的"先诊疗，后结算"奠定基础。

366. 为何要建立正式病案？

各地均实施门诊就诊手册，并在各医院均可使用。门诊就诊手册是由医生填写，记录患者每次的就诊情况、各项检查和用药情况。如果患者需要住院治疗，部分医院要求建立正式病案。患者根据各医院要求持患者身份证或有效证件填写病案首页建立正式病案。正式病案是对住院后患者病情和诊疗过程所进行的连续性记录。正式病案一般由医院病案室统一保管。

367. 哪些检查需要提前做身体准备？

患者为确诊病情需做各种全身和专科检查。许多检查都需要患者提前做好身体准备，例如，血液检查前空腹，肠镜检查前需要提前做**肠道准备**和妇科 B 超需憋尿使膀胱充盈等。患者可根据检查申请单或预约通知单上的要求认真做好身体准备。

368. 查体时发现某项肿瘤标志物结果偏高，该如何挂号？

肿瘤的诊断不能单独依靠肿瘤标志物的检查，单次肿瘤标志物升高的意义并不大，只有动态的升高才有意义。如果体检发现某个或某几个肿瘤标志物持续升高，那么应提高警惕。肿瘤标志物在不同类型的肿瘤有不同的表现，如 CEA 常出现在肠癌、胃癌；CA19-9 常出现在肠癌、胰腺癌；CA153 常出现在乳腺癌等。如果出现升高，则需要根据肿瘤标志物提示的病变进行进一步检查。部分医院还设立防癌门诊提供体检异常结果的咨询。

369. 医保患者就诊需要做好哪些准备？

医保患者到任何医院就诊，首先，必须携带医保卡（本），以证实医保身份，进行医保结算。否则，没有医保证明者，会被默认为自费，造成费用无法报销。另外，就诊前应该详细了解好各种医保规定，因为各种医保政策因地区不同、病种不同也会有所差异，要按照要求提前办理如转诊、特病等相关手续。

370. 医院里发的传单可信吗？

不可信，候诊区里闲散人员传发的传单都是非法广告，严重影响了患者的视野，误导、欺骗了很多急于求医的患者。这些广告所宣传的医疗手段不仅没有及时为患者解除病痛，反而增加其经济负担，延误了病情的及时治疗。患者应清醒地识别违法医疗广告，谨防上当受骗。医院的宣传资料一般由佩戴本院标识的工作人员或存放在医院服务台、候诊区发放。

十、典型病例

病例一　早期胃癌病例

患者，男性，55 岁。主诉"进食后上腹不适 20 天"入院。

患者 20 天前出现进食后上腹不适，无恶心、反酸。在综合医院就诊，胃镜诊断"胃癌"。进一步到肿瘤专科医院诊治，门诊以"胃癌"收入院。患病以来，精神可、食欲无碍，二便正常，体重无明显变化。

既往史： 32 年前因外伤致颅内血肿，行手术治疗（术式不详），现左下肢肌力略弱。萎缩性胃炎病史 8 年，平素定期复查。否认结核、肝炎等传染病史。否认高血压、心脏病及糖尿病病史。否认药物、食物过敏史。预防接种史不详。

个人史： 生于原籍，未到过疫区。否认放射线接触及化学药物接触史。吸烟史 35 年，纸烟 20 根/天，已戒烟 8 年。

入院后完善相关检查。血常规、生化系列、**凝血功能**正常范围。肿瘤标志物：CA19-9 10.31U/ml（0~37），CEA3.06 ng/ml（0~5），CA242 10.89U/ml（0~20）。胸片：双肺上叶不规则肿物影，右侧大小约 4.9cm×3.4cm，左侧大小约 3.5cm×2.6cm，密度欠均匀，周围可见条索影及类结节影。余双肺纹理清晰，未见明确结节及实变。双肺门不大，纵隔不宽，心影不大。双侧膈肌位置正常，双侧肋膈角锐利。诊断：双肺上叶肿物，请结合胸部 CT。腹部超声：肝脏回声均匀，未见明确结节及肿物。胆囊、胰腺、脾脏、双肾未见明确结节及肿物。腹腔、腹膜后未见明确肿大淋巴结。上消化道造影：胃角局部小弯所见，不除外胃癌可能，请结合镜检。腹盆腔 CT：①胃壁未见明确增厚，需警惕早期胃癌，请结合镜检或造影；②肝右叶被膜下囊肿；③右下肺结节，建议追随；④双肺气肿。外院胃镜**活检**病理会诊结果：3块胃黏膜，其中2块胃黏膜见黏膜内腺癌（黏膜内浅表区域）。

入院诊断：胃癌（$cT_1N_0M_0$），双肺上叶肿物。

由于胃镜为外院检查，本院上消化道造影和腹部CT无法定位病变。同时，双肺上叶占位需要排除转移可能。为进一步明确诊断，复查胃镜和胸部CT。

胃镜：食管未见明显异常，食管胃交界线距门齿约40cm。贲门、胃底及胃体未见明显异常，胃窦小弯侧见浅表隆起性病变，病变宽基无活动性，病变表面黏膜粗糙、糜烂（**活检4块**），并于胃窦病变近端侧界、小弯侧界、远端侧界及前壁侧界分别**活检1块**，幽门充血、水肿。所见十二指肠未见明显异常。诊断：胃窦小弯侧浅表隆起性病变（性质待病理），考虑为早期胃癌或癌前病变。病理诊断：（胃窦病变近端侧界、胃窦病变前壁侧界、胃窦病变小弯侧界、胃窦病变远端侧界）胃黏膜呈慢性炎。胃窦病变：腺癌，主要位于黏膜固有层，累及局部黏膜肌。胸部CT：①双肺多发肿物及小结节，结核可能大，建议临床相关检查；②纵隔多发淋巴结，考虑炎症；③左侧甲状腺结节，请结合超声扫描。

术前诊断：胃癌（$cT_1N_0M_0$），双肺陈旧性肺结核。

完善检查后，全麻下行根治性远端胃次全切除术。由于为早期胃癌，术前行胃镜定位检查：（镜下所见）胃窦小弯侧见一表浅隆起性病变，病变宽基无活动性，病变表面黏膜粗糙、糜烂。在征得患者及家属同意后，于距病变上界0.5cm近胃体窦交界小弯侧钳夹1枚钛夹进行标记，标记顺利，标记结束后患者安返病房。镜下诊断：胃癌，病变位于胃窦小弯侧。术中探查所见，上腹部轻度粘连，分离粘连后见肿瘤位于胃窦小弯侧，大小约1.5cm×1cm，浅表平坦型，与周围组织无浸润，胃周未及肿大淋巴结。手术过程顺利。术后康复平稳，术后 14 天正常出院。

术后病理：（远端胃大部）胃早期表浅隆起型+表浅凹陷型（0-Ⅱa+Ⅱc型）中分化腺癌（Lauren分型：肠型）。镜下显示肿瘤2灶，最大径均约为 0.3cm（相距 0.2cm），均局限于黏膜固有层内，未累及黏膜肌层。肿瘤未累及幽门环及十二指肠，周围胃黏膜呈慢性萎缩性胃炎，伴肠上皮化生。上切缘、下切缘及大网膜未见癌。淋巴结未见转移癌（0/22），（第6组淋巴结）0/5，（第12组淋巴结）0/1，（第8组淋巴结）0/2，（第9组淋巴结）0/2，（第11组淋巴结）0，纤维血管脂肪组织未见淋巴结，（第4组淋巴结）0/4，（第5组淋巴结）0/2，（第1组淋巴结）0/2，（第7组淋巴结）0/2，（第3组淋巴结）0/2。**免疫组化结果：**HER2（+），TOP2A（+++）。

出院诊断：胃癌（$pT_1N_0M_0$），双肺陈旧性肺结核。

治疗建议：无需放化疗，术后定期复查。

专 家 点 评

（1）本例患者既往患慢性萎缩性胃炎，在医生指导下坚持每年复查胃镜。故能够得到早期诊断，及时治疗。治疗结果令人满意，主要得益于患者对自身健康的重视。

（2）早期胃癌病变微小，常规检查很难发现，但胃镜作为诊断胃部疾病的金标准，此时发挥了重要作用。

（3）术后病理结果显示2处原发病灶，再次提示早期胃癌存在多发的可能性。所以，术前进行仔细的胃镜检查，多点活检是非常必要的。

本例病变表浅，术中难以定位病灶。为准确判断病变切除范围，术前再次胃镜检查，留置金属标记。

病例二 中期胃癌病例

患者，女性，30岁，自诉"上腹痛反复发作2年，加重6个月"。

患者于2年前开始出现上腹中部疼痛，间断性，伴恶心、反酸，与饮食无关，曾于当地医院就诊，诊断为"胃溃疡"，行药物治疗。近6个月来症状加重，经间断药物治疗缓解不明显，无呕吐，无进食哽咽感，无黑便、呕血等症状。于当地医院行胃镜检查，**活检病理为"胃癌"**，为进一步治疗就诊于我院。患病以来进食、食欲、睡眠可，大小便正常，体重无明显变化。

既往史：1年前做剖腹产手术。否认结核、肝炎等传染病史。否认高血压、糖尿病及心脏病病史。否认药物、食物过敏史。

个人史、月经史、家族史无特殊。

入院后完善各项检查，血常规、生化、**凝血功能**正常范围。肿瘤标志物：CA19-9 7.67U/ml（0~37），CEA 0.323ng/ml（0~5），CA72-4 0.875U/ml（0~9.8）。

胸片未见明显异常。

上消化道造影：食管未见异常，胃窦部可见一不规则小溃疡，约0.5cm，周围黏膜中断，余胃黏膜规则，未见明确充盈缺损及龛影，胃壁柔软，胃腔不窄，幽门钡剂通过正常，十二指肠各部未见异常。

腹盆腔CT：胃窦部局部胃壁增厚，最厚处约2.0cm，强化较明显，浆膜面较光整。肝右后叶被膜下可见明显强化小结节，直径约1.0cm，考虑血管瘤可能性大。

胃镜检查：胃窦后壁可见一隆起型病变，病变中央凹陷形成溃疡，病变处胃壁僵硬。余胃窦部黏膜充血、粗糙，幽门充血、水肿。

外院胃镜活检病理我院会诊： 胃黏膜固有层内见少许印戒细胞癌浸润。

术前诊断： 胃窦癌。

完善各项术前常规准备后，行手术治疗。术中探查见上腹部轻度粘连，肿瘤位于胃窦部后壁，大小约 3cm×3cm，未侵透胃壁浆膜层，与周围组织无浸润，胃周可见肿大淋巴结数枚，大小约 0.5cm。行根治性远端胃大部切除术（D2），手术过程顺利，未输血。术后恢复顺利，术后 10 天出院。

术后病理：胃体-胃窦浸润性低分化腺癌（Lauren 分型：弥漫型）。肿瘤侵透肌层达浆膜外（pT_4a），未累及幽门及十二指肠，上下切缘未见癌。淋巴结转移性腺癌（2/24）。第 6 组淋巴结 0，第 12 组淋巴结 0，第 8 组淋巴结 0/1，第 9 组淋巴结 0/1，第 11 组淋巴结 0/1，第 4 组淋巴结 2/2，第 5 组淋巴结 0，第 1 组淋巴结 0/3，第 7 组淋巴结 0/6，第 3 组淋巴结 0。**免疫组化**结果：AE1/AE3（+++），HER2（-），TOP2A（+5%）。

出院诊断：

术后行辅助化疗： 奥沙利铂 240mg d1

替吉奥 75mg bid d1~d14

每 21 天为 1 周期×6 周期。

专 家 点 评

（1）本例虽然术前及术中临床判断分期较早，但仍需按标准 D2 清扫范围行根治性手术。术后病理为 $T_4aN_1M_0$ Ⅲa 期，需行术后辅助治疗。

（2）按照 NCCN 指南，目前胃癌尚无标准化疗方案，可选择方案有 FP、DCF、ECF、奥沙利铂+氟尿嘧啶类、伊立替康+氟尿嘧啶类等，酌情可配合紫杉类药物。

（3）发病年龄较小的年轻患者，病理多以低分化腺癌或印戒细胞癌为主，肿瘤复发转移风险比年老患者高，**预后**不好，需积极进行术后辅助治疗，预防肿瘤转移或复发。

病例三　新辅助化疗后局部晚期胃癌手术治疗（术前化疗）

胃癌是人体最常见的恶性肿瘤，在我国估计每年约有 20 万新发病例，占全部恶性肿瘤发病的 17.2%，仍居首位。目前我国的胃癌早期诊断率仍较低，临床确诊时 I 期病例<5%，胃癌治疗后的 5 年生存率一直徘徊在 40% 左右。目前在胃癌的综合治疗方案中，手术仍占据主导地位，对于进展期胃癌，特别是 ⅢB 和 Ⅳ 期的晚期胃癌患者，往往只能进行姑息性手术，如何提高胃癌的 5 年生存率，改善患者**预后**是一个重要课题。许多研究结果都证实对进展期胃癌患者先进行新辅助化放疗，然后再进行手术治疗，可进一步提高外科综合治疗疗效。

病史：患者，男性，35 岁，就诊我院前 2 年因饥饿痛、食后上腹部饱胀不适伴消瘦于外院行胃镜检查诊断为胃癌，病理活检提示腺癌，病理会诊示低分化腺癌。腹腔淋巴结广泛肿大，CT 进一步检查提示胃癌累及胃体小弯侧，局部侵出浆膜外，胃左、腹腔淋巴结广泛肿大。骨扫描未见异常。经胃肠中心综合会诊，分期为 T_4NxM_0（Ⅲb 期）转入我院化疗科行术前化疗，方案为 TXT（泰索蒂）120mg（第 1 天）+L-OHP 0.2g（第 2 天）+Xeloda（希罗达）3.5g（第 1~14 天），3 周为 1 周期，化疗共进行 4 周期。化疗过程中，患者出现肝功异常，给予保肝治疗后，肝功能损伤未继续加重。化疗 2 周期及 4 周期后复查，CT 提示病变较前明显缩小，腹腔淋巴结肿大较前明显缩小，化疗评价疗效 PR，再次经多学科小组（MDT）综合会诊，建议外科手术切除。患者化疗期间无明显体重进行性下降。精神、睡眠及饮食基本正常。**查体**：浅表淋巴结未见肿大。实验室检查：肝肾功能已恢复正常，血肿瘤标志物 CEA、CA19-9、CA72-4 连续检测均处正常范围。

（1）**胃镜检查**：胃癌 4 周期化疗后 3 周，贲门崎尾至胃体及部分胃窦溃疡性肿物，距门齿 44～55cm，溃疡深且覆以污物及白苔，溃疡堤不规则隆起，质脆触之易出血，幽门充血水肿。十二指肠未见异常。

（2）**上消化道气钡双重对比造影**

化疗前：空腹胃内无明显滞留液，胃体小弯侧可见长约 7.5cm，巨大不规则充盈缺损及龛影，黏膜破坏，局部胃壁僵硬，胃腔变窄，胃小弯短缩，病变上至贲门，下至胃角区，幽门未见受累，贲门黏膜粗大。余胃未见明确充盈缺损和龛影，幽门通过正常。十二指肠各段未见明确异常。

化疗后：胃癌化疗 4 个周期后复查，空腹胃内较多滞留液，胃体小弯侧病变范围较前明显缩小，主要位于胃角区，大小约 4.5cm×2.8cm，局部仍可见黏膜破坏，局部胃壁僵硬，胃腔变窄，胃小弯短缩，病变较前好转。

（3）**腹部 CT**

化疗前：胃体小弯侧可见较广泛胃壁增厚区，上至贲门，下至胃角区，最厚处约 2.4cm，黏膜面不规则，浆膜面毛糙，可见多发小结节灶。胃左、腹腔干区可见多数肿大淋巴结，大者约 1.7cm×1.0cm。腹主动脉周围、盆腔未见明确肿大淋巴结。

化疗后：胃癌化疗 4 个周期后复查，胃充盈欠佳，胃小弯侧胃壁稍厚，较化疗前相比略好转。原胃左、腹腔干周围多发肿大淋巴结较前明显缩小，腹腔数个小淋巴结，大者约 0.5cm；余腹盆腔、腹膜后及腹股沟区未见明确新发肿大淋巴结。

（4）**内镜检查**

化疗前：贲门崎根至胃体及部分胃体溃疡性肿物，距门齿

39~45cm，溃疡深且覆以污物及白苔，溃疡堤不规则隆起，质脆触之易出血，考虑胃癌。

化疗后：胃底体交界及部分胃体可见溃疡性改变，考虑为化疗后改变。与本院胃镜检查相比，病变局部有好转，Hp（+++）。

诊治细节：

（1）手术指征：根据患者术前化疗前后的影像学资料及内镜资料显示，经 6 个周期新辅助化疗后病变局部及转移淋巴结均较前明显好转，疗效评价为 PR，患者化疗前分期为 T_4NxM_0（Ⅲb 期），化疗后根据影像学检查结果，分期考虑为 T_3NxM_0（Ⅲa 期）局部已经达到降期效果，考虑进一步化疗降期效果不明显，具备手术探查指征。

（2）可切除性判断：根据新辅助化疗前后影像学资料重新术前分期的结果，对其可切除性予以判断。

（3）新辅助化疗时机：不主张化疗很长时间，因为可能导致部分患者丧失手术机会。化疗后应及时评估疗效（一般不超过 6 周），如评价有效，应及时手术。一般手术时机选择在化疗后的 3~4 周。

（4）手术探查：探查腹腔无腹水，网膜、腹膜及盆腔未见转移播散结节，肝脏无转移结节。肿瘤位于胃窦部侵及胃体大弯侧，小弯侧约 6cm，大弯侧约 8cm，局部侵及浆膜，后壁与胰腺被膜关系密切，胃壁僵硬，胃腔狭窄。周围第 6、8、9、10 组淋巴结肿大明显，部分融合成团，考虑转移，由于病变累及胃部 2 个区域，周围淋巴结转移明显，根据探查结果决定行全胃切除术+间置空肠代胃术。

（5）手术操作：手术的目的是争取做到肿瘤的 R_0 切除。原则是手术除将病灶充分切除，彻底廓清第 1、2 站淋巴（D1、D2 术式）。具体的术式选择上由于并发症与手术操作及术式的关系相当密切，手术实施者应根据患者具体情况以安全为原则来操作。一般认为在临床分期相同的患者中，肿块 R_0 切除率对**预后**的改善更有意义。

（6）切缘：由于术前化疗的作用，部分肿瘤可能缩小甚至边界已不清晰，术中除仔细探查明确肿瘤位置后再行切除手术外，如对切除的边界存在疑问，应及时送取术中冷冻活检明确。对"皮革胃"或部分病变范围较大"浸润溃疡型"的胃癌，应该考虑在保证手术安全原则的条件下行全胃切除术。

术后病理及疗效观察

镜下病理：（胃癌新辅助化疗后全胃切除标本）胃体小弯侧局限溃疡型低分化腺癌，大部分呈低分化黏液腺癌形态，部分呈印戒细胞癌，肿瘤轻度退变，符合轻度治疗后改变，侵达浆膜外脂肪组织，未累及幽门及十二指肠，上下切缘未见癌。周围胃黏膜呈慢性炎。另于幽门及十二指肠壁见胰腺组织，未见癌组织累及。网膜组织未见癌。淋巴结见转移性癌（3/24），其中 No1 0/1，No2 0/1，No3 1/1，No4 0/11，No5 0，No6 0/1，No7 1/5，No8a+12a 0/2，No9+11p 1/2，HER-2（－），TOP2A（＋）。目前正在进行术后化疗。无肿瘤复发迹象。

讨论：

新辅助化疗最早由美国 Frei 提出时是作为综合治疗的一部分，主要应用于颈部癌、骨肿瘤、乳腺癌等实体肿瘤的治疗。针对进展期胃癌术后的化疗效果并不理想，Willke 等在 1989 年首先报道了新辅助化疗在胃癌治疗中的应用。近年来，新辅助化疗作为综合治疗的一种方法已得到越来越多的关注。新辅助化疗又称为术前化疗或起始化疗，是指在施行手术或放疗之前应用的全身性化疗，这种在肿瘤综合治疗中先应用化疗的方法也称早期化疗。Skiper 的一级动力学理论为术前提供了依据，即在切除原发灶前，给予化疗药物对微小癌灶治疗敏感、有效，同时对原发灶也有杀伤作用。理论上认为化疗越早，肿瘤耐药细胞株产生就越少，动物实验发现原发肿瘤的切除，会使转移灶的生长加速，而早期化疗可减慢这种增长。基于此提出新辅助化疗的目的与意义：①通过术前化疗可以不同程度减轻肿瘤负荷，减轻组织反应性水肿，使肿瘤缩小，使临床分期降低。②提高治愈性手术切除率，对于那些在剖腹探查后发现肿瘤无法切除的胃癌患者，新辅助化疗使再次手术完全切除肿瘤成为可能。③控制术前存在的微小癌、亚临床灶及微小转移灶，有助于减少胃癌的腹腔转移与复发。④手术切除对残留病变有刺激作用，并可引发突变产生耐药的肿瘤细胞克隆。而术前化疗抑制了这种增殖刺激，并对微小病灶有一定的杀伤作用，并增加了化疗的敏感性。⑤控制医源性转移。⑥在肿瘤病灶的血管供应和淋巴管被损伤之前，给药化疗，容易使肿瘤局部达到有效的浓度，起到高剂量杀伤作用。⑦新辅助化疗可以帮助术后选择合适的化疗方案和评价**预后**，患者对新辅助化疗的反应，能最佳评估胃癌治愈性切除术的**预后**，特别是手术后标本在组织病理学上的改变程度是预测**预后**的很好因素。

目前胃癌新辅助化疗原则是：①不要一味追求化疗的有效而延误手术切除的时机，手术切除仍然是最好的手段。②胃癌化疗药物是个动态选择的过程，目前尚无一线方案，但要遵循高效低毒、联合用药，不可影响后续的手术治疗。③胃癌新辅助化疗入组患者的选择仍然以局部进展期的胃癌患者较为合适。出现远处脏器转移和腹腔广泛转移的患者即便肿瘤缩小也不宜作为手术的充分条件，需要个体化判断，而病变较早的患者则容易因为化疗无效而失去最好的手术机会。所以，一般的胃癌新辅助化疗研究多纳入经病理证实的进展期（Ⅱ、ⅢA、ⅢB、ⅣM$_0$，TNM 分期，UICC，1997）的胃癌患者，有客观可测量的病灶便于评价效果，患者的其他脏器功能可以耐受化疗，并且要获得患者的知情同意。④对术前化疗反应不明显者**预后**不佳，且手术后应放弃原化疗方案。

但新辅助化疗的也存在局限性：①手术前时间有限；②若化疗无效，可延迟肯定的治疗和增加化疗所致的毒性。

因此如何精确预测化疗药物的敏感性以准确进行疗效评估，必须对新辅助化疗的作用进行精确评估，包括精确的治疗前分期、标准的手术切除、淋巴结清扫、切除标本的正确采集及治疗后长期密切**随访**。目前，化疗方案的有效率多在50%上下，约一半患者对初次化疗方案并不敏感（原发耐药），也有部分会出现继发耐药，不同部位肿瘤对化疗药物的反应是不同的。德国和日本学者通过分子生物学研究来早期预测化疗敏感性和患者生存情况，结果发现，氟尿嘧啶代谢相关基因 TS 和 DPD 低表达者对化疗敏感。利用患者入院至手术前这段有限的时间选用高效低毒的化疗药物及用药途径，在不影响手术的前提下达到术前化疗效果，提高进展期胃癌术前化疗反应率及完全病理组织有效率。

目前常用的新辅助化疗方案均为以 5-FU/甲酰四氢叶酸，或以氟尿嘧啶类为基础的方案，或以顺铂为基础的方案，或以奥沙利铂代替顺铂和（或）卡培他滨代替 5-FU 的方案。

如何恰当地选用新辅助化疗这一有效手段目前尚无统一标准，主要通过 CT、钡餐、胃镜甚至腹腔镜的合理应用对胃癌患者进行精确的肿瘤分期来决定。新辅助化疗在局灶性进展期胃癌患者中的运用可以明显降低肿瘤分期，增加手术切除成功率及延长患者的生存时间。对剖腹探查后无法切除的胃癌患者，新辅助化疗可以使再次手术完全切除肿瘤成为可能。目前胃癌术前化疗的反应率与其他肿瘤比较仍较低，如何选择恰当的化疗方案和给药方式来提高术前化疗的疗效，减少其不良反应仍是今后需要研究的主要方向。

目前，对于局部进展期胃癌（$\geq T_3$，$\geq N_2$），以及晚期复发性及转移性胃癌，无论是 NCCN 胃癌治疗指南，或是日本胃癌治疗指南（第 14 版），都强调多学科协作治疗的重要性，即非单一手术，非单一放化疗，而是多学科协作的整体治疗模式。对于希望通过术前辅助化疗争取手术机会的病例，只有通过包括外科、化疗科、放疗科、影像诊断科等多科室共同讨论，评估化疗的最佳疗效时机，评估肿瘤的可切除性、判断何时为最佳的手术时机。而外科手术的价值绝不仅仅是切除肿瘤病灶，更重要的是最大限度地减少对化疗耐药的肿瘤绝对数量，从病理学证据评价化疗药物的效果，为术后的继续巩固性化疗提供依据。术后根据病理结果以及患者的身体状况，继续予以 4~6 个周期的全身治疗，对经过治疗残留的局限性病灶也可予以放疗，部分患者借此可获得良好的**预后**。

十一、名家谈肿瘤

增强"自我科学抗癌"意识

陆士新，著名肿瘤病理生理学专家，研究员，中国科学院院士

癌症已成为我国人群死因的首位，具有发病率高、死亡率高、治疗费用高等特点，因此，人们"谈癌色变"。目前，学术界普遍认为对癌症不要恐惧而要防治，癌症是"可防可治"的。肿瘤防治的关键仍然是要坚持以人为本、自我抗癌，实施预防为主、防治研相结合，大力做到肿瘤防治"三早"，即早期预防、早期诊断和早期治疗；"三早"是癌症"可防可治"的核心和基础。世界卫生组织也强调：三分之一的癌症是可以预防的，三分之一的癌症患者通过早期诊断并得到合适的治疗是可以治愈的；三分之一的癌症患者通过治疗，可以减轻痛苦，延长生命。人群的自我抗癌意识和信念至关重要，因为如无自身防癌意识，接触致癌因素而不自知，一旦患上癌症已成晚期，延误了病情。

控制癌症应当以早期预防为主，我们究竟应该怎样做才能实现"三早"呢？首先，我们要积极增强"科学自我抗癌意识"，注意在生活中远离致癌因素，并积极做到合理营养、适当运动、戒烟限酒、心理平衡等健康生活方式，自我预防癌症发生。近二十几年来，在我国食管癌、肝癌、胃癌等肿瘤高发区所进行的病因学调查研究的基础上，开展了国际上最先进的大规模人群预防研究，现在已取得可喜的成果，树立了癌症"可防"的典型，

并增强了我们对癌症可以预防的信心。

癌症的发生发展是多阶段逐渐演变的过程，在癌前病变和早期癌阶段就进行治疗是可以不发生癌症或可以被治愈的。什么是癌前病变呢？癌前病变是指人体组织中某些细胞在人体内外环境中的物理、化学、生物以及慢性炎症等刺激因素长期不停地作用下，细胞形态和分子组成发生有变成癌趋向的病理变化，再经过一段时间后，这种病变的一部分或少部分可能发展演变成癌。但是，癌前病变患者在去除物理、化学、生物以及慢性炎症等刺激因素，或给予化学干预（治疗），癌前病变可以被逆转为正常。"癌前病变"发展成侵袭性癌的过程一般需要 10 年左右的时间。如在林县我们发现食管上皮重度增生的人，经增生平治疗可以逆转为正常，成功阻断了重度增生上皮演变成癌。因此，预防及治疗癌前病变，对预防肿瘤有着积极意义。

癌前病变和器官组织的炎症与不典型增生密切相关，炎症往往伴随细胞重度增生（不典型增生，原位癌），我们已知的一些病变如：食管上皮重度增生、胃的瘢痕性溃疡、萎缩性胃炎、胃息肉、慢性支气管炎、肝细胞不典型增生、宫颈糜烂或息肉、乳房囊性腺病、乳腺导管内乳头状瘤、溃疡性结肠炎、结肠腺瘤及结肠息肉、膀胱黏膜上皮增生及化生、鼻咽部柱状上皮及不典型化生等都可视为癌前病变，上述的癌前病变的长期存在与发展就可能转变为癌症。因此，个人应积极治疗器官组织的炎症和严重增生性疾病是预防癌症的重要措施。

在生活中，我们究竟应该怎样做才能实现肿瘤的"早期发现，早期治疗"呢？首先，进行自查，要早期发现癌瘤，除医生的检查外，自我检查也是非常重要的。如乳腺癌等往往是自查发现肿块的，所以要经常进行自我检查。除自查外，要重视每年正规体检，体检也是"早期发现"癌瘤的重要途径。癌瘤"早期治疗"是非常重要的，它直接影响患者的生存；有研究表明：

肿瘤大小与手术后生存率密切相关，肿瘤直径越小相对生存率就越高，肿瘤直径越大相对生存率就越小。一旦发现肿瘤应及早到医院进行规范化治疗。但治疗肿瘤也不是什么治疗手段都用上才好，要防止"过度治疗"。

　　普及癌症知识是预防癌症的重要手段。在癌症防治工作中，要有更多的有关癌症方面的科学普及读物问世，以利于群众增强"自我科学抗癌"意识，来改变癌症不可预防和无法治疗的观点，并积极行动起来，做到"三早"，控制和预防癌症。

五十年来我国肿瘤防治工作的发展和体会

孙燕，著名肿瘤内科学专家，主任医师，中国工程院院士，中国医学科学院中国协和医科大学名医

回顾半个多世纪我国临床肿瘤学的发展，真有些沧桑之感。新中国成立初期，由于当时卫生的状况，肿瘤学不被重视。直到建国 10 年以后我国才开始重视肿瘤问题，并启动了比较全面的规划、建设和研究。我有幸在 1959 年调入肿瘤医院（当时称日坛医院），正好参加我国几位临床肿瘤学元老，吴桓兴教授（时任中国医学科学院肿瘤医院院长）、金显宅教授（时任中国医学科学院肿瘤医院顾问）和李冰教授（时任中国医学科学院肿瘤医院党委书记兼副院长）的领导下对我国临床肿瘤学的发展进行的讨论，并制定了以综合治疗为模式的发展方向。随之，就临床肿瘤学发展达成 4 项共识，即预防为主、中西医结合、基础研究与临床研究结合、综合治疗。虽然在今天，综合应用现有手段诊断、防治肿瘤已经深入人心，为国内外学术界所接受，但是这在当时的条件下就能准确把握总攻方向还是难能可贵和具有远见的。

在十年浩劫中肿瘤工作受到极大破坏。人员被下放，甚至连苦苦积累的病理标本都被埋掉。但在 1972 年周恩来总理冲破"四人帮"的阻挠，对肿瘤工作做出了重要指示：肿瘤是多发病、常见病；应当深入调查摸清我国的发病情况，并采取预防措施；结合我国具体情况和实践经验编写我国自己的参考书；大力开展高发区研究等等，明确了我国肿瘤学前进的方向，也成为我们开展工作的重要指导原则。

改革开放以后，我国临床肿瘤学事业得到了飞速的发展，各省市都建立了肿瘤医院，很多综合医院也成立了肿瘤科，研究工作也得到发展。

肿瘤内科治疗也已经有了很多进展，相当多的常见肿瘤，如滋养细胞肿瘤、急性白血病、睾丸肿瘤等，已经可以通过内科治疗达到根治；另一些常见肿瘤，如乳腺癌、肺癌、大肠癌、胃癌和骨肉瘤等，内科治疗也都占有相当重要的地位。此外，我们在肿瘤治疗理念方面已经有了很大进步，例如多种方法和途径的综合治疗、加强预防术后播散，特别是远处转移的内科辅助治疗研究、重视生存率和生活质量的提高等。

近10年来，不断有新的针对肿瘤受体、调控和生长关键基因的靶向药物问世，从分子、受体、信号传导等方面的研究把病因、预防和治疗很好地连贯起来。分子靶向治疗虽然在现阶段还不能完全替代传统的手术和放化疗，但其重大意义在于可以使治疗更具靶向性，更好地实现治疗个体化。而根据肿瘤的分子靶点决定治疗方案的策略与我国传统医学理论中的"辨证论治"和"同病异治、异病同治"不谋而合。靶点的诊断必然会成为未来肿瘤诊断以及个体化治疗方案制订的必要步骤。对患者的靶点监测也应该受到重视。

我们已经开始思考什么是我国临床肿瘤学的特点，其中包括：中西医结合，辨证论治——提高预见性；同病异治、异病同治——实现有的放矢；循证医学、规范化、个体化；扶正祛邪——重视宿主情况、基础疾病、免疫和骨髓功能重建等；治未病——重视预防、重视防止复发；以人为本——重视生活质量和远期结果等等。

最近，美国著名临床肿瘤学家 DeVita 在一篇题为"癌症研究200年"的文章中系统复习了有关肿瘤诊疗的进展情况。可以看出近百余年来人们对肿瘤的认识已经有了长足的进展和提高。在 20 世纪 70 年代由于综合治疗，儿童期白血病和霍奇金病的疾病特异性死亡率开始显著下降。在引入常见癌症（例如乳腺癌和结肠癌）的更好早期诊断和预防措施以及有效辅助治疗之后不久，总死亡率开始下降。所有癌症的 5 年相对生存率在通过《国家癌症法案》之前的 20 世纪 60 年代末为 38%，而现在为 68%。在美国，癌症总死亡率从 1990 年开始下降，自此以后总体已下降 24%。对 2015 年的直线推测提示，癌症死亡率的总绝对下降将约为 38 个百分点。所以，我们对制服肿瘤的前景应当是乐观的，但这无疑需要几代人艰辛的努力。

少吃多动　预防肿瘤

程书钧，著名实验肿瘤、肿瘤化学和遗传毒理学专家，研究员，中国工程院院士

　　科学研究表明，终身维持健康的体重是预防肿瘤最有效的措施之一。超标体重和过于肥胖，会促进某些肿瘤发生，包括食管癌、胰腺癌、结直肠癌、肾癌、子宫内膜癌和绝经后的乳腺癌。肥胖是这些肿瘤发生的非常重要的促进因素。肥胖和体重超标还会增加许多慢性病（如高血压、脑卒中、冠心病和 2 型糖尿病）发生的机率。肥胖会影响许多激素和生长因子的水平，肥胖人群胰岛素样生长因子 1、胰岛素和瘦素水平均升高，性激素在肥胖相关肿瘤中也起重要作用，因为脂肪组织是性激素合成的重要场所，性激素水平过高可使子宫内膜癌和绝经后的乳腺癌发病率增高。肥胖者常伴有轻度炎症状态，脂肪细胞会产生一些促炎性因子，而慢性炎症会促进肿瘤发生。因此避免肥胖在肿瘤预防中占有重要地位。

　　如何避免肥胖？关键在少吃多动。美国有个诺贝尔生理和医学奖获得者 Brenner 讲过一段有趣的事，他说，人在古代的时候，因为生活环境很艰苦，吃的东西很不够，主要靠打猎为生，所以他老是到处要找吃的。多少年、多少代传下来的人就是那些有很强吃的欲望的人，他们下丘脑逐渐形成老想吃的兴奋灶，这就是我们现代人为什么老想吃的原因。可是到了今天，诸位吃东西用不着像古代那样去找了，古代是找到什么就吃什么，现在你家里伸手就拿得到东西吃，可是我们大脑的兴奋灶还在那里，还叫我们吃、吃、吃，其实你肚子一点都不饿，只是为了满足这个兴奋

灶，你就老要吃，没有事的时候要吃，看电视也要吃，造成你营养过剩。储存过多的营养的最佳方式就是把它转化成脂肪（而不是蛋白质和碳水化合物），这种储存的能量可以很好去应对饥饿，这在古代艰苦的条件下是十分必要的，因此，过度营养转成脂肪而导致肥胖也是进化选择的结果。

导致超重的原因除吃的过多外，另一个原因就是体力活动太少。因此，合理必要的体力活动是极其重要的。研究表明，合理的体育活动，对预防和降低结直肠癌、乳腺癌、子宫内膜癌、胰腺癌、肾癌等都有良好作用。少吃多动，保持健康的体重和避免肥胖能预防和降低包括肿瘤在内许多慢性代谢疾病的发生，这是有深刻的科学道理的，是迄今为止科学上证明了的最有效的办法。人们生来就有点爱吃不爱动，我们懂得上述的科学道理后，就需反其道而行之。为了你的健康，预防肿瘤，少吃多动。

对癌症治疗的一点看法

殷蔚伯，著名肿瘤放射学专家，主任医师，中国医学科学院肿瘤医院放射科首席专家

一、癌症不再是不治之症

20世纪初肿瘤患者的5年生存率只有5%，身患恶性肿瘤几乎就等于死亡，因此人们谈癌色变。为此，人类开始致力于攻克肿瘤的研究，由于诊断及治疗技术的改进与发展，癌症患者的5年生存率在不断地提高，20世纪30年代为15%，60年代为30%。近半个世纪以来，随着CT、MRI、PET-CT等各种诊断设备与技术的应用与提高，促进了对肿瘤的早诊、早治；同时在治疗方面，无论是手术、放射治疗还是药物治疗都有了飞速的发展，至20世纪90年代肿瘤患者的5年生存率提高到45%。2012年美国癌症协会发表统计报告显示：1975～1995年间在美国确诊的癌症患者治疗后5年生存率为49%，而到2001～2007年提高至67%。由于绝大多数肿瘤复发与转移发生在癌症诊治后的5年以内，因此医学上用5年生存率来表示癌症的治疗效果。对肿瘤患者来讲，生存超过5年以后再次出现复发或转移的机率就已经很低了，因此，5年生存率常常也代表着治愈率。现在我国诊治癌症的水平与国外大体相当。我们有理由相信癌症的治疗结果将来会更好。所以说癌症不再是不治之症。

不同部位的癌症治愈率有所差别，一般来说，表浅的癌症较深部脏器的癌症治愈率高，如女性乳腺癌、子宫颈癌、男性前列腺癌等治愈率高，而肺癌、胰腺癌等的治愈率相对较低。同一种癌症的早期与晚期的治愈率也不一样。早期乳腺癌、子宫颈癌、

男性前列腺癌等患者的 5 年生存率可达90%以上，显著高于晚期患者；即使是预后差的如肺癌、食管癌也同样是早期患者的生存率显著高于晚期。所以我们倡导早期发现、早期诊断、早期治疗。当有异常发现时应尽早去医院检查。现在不少医院开展了防癌普查服务，可定期去检查。

二、癌症不是急诊

著名的肿瘤学家吴桓兴教授不断的告诫我们癌症不是急诊，他的意思是不要一诊断癌症就仓促治疗，而是强调在治疗前应进行必要的检查，制订周密的治疗方案。因为癌症的首程治疗至关重要。首程治疗不当，往往很难补救。他形象地比喻为就像剪裁衣服一样，裁的不好，很难补救。当然，患者被诊断出癌症后必然很着急，但要沉着，进行必要的检查，有时需要多学科的会诊后再进行治疗。精心地战前准备是取得胜利的重要保障。

三、现代的肿瘤放射技术

放射治疗学发展虽然已有 100 余年的历史，但较医学发展史而言，其历史短，不为人们所熟知。作为一名放射治疗科的医生，我愿意介绍一下现代的放射治疗学。放射治疗主要用于治疗恶性肿瘤，是治疗恶性肿瘤的三大主要手段之一（即手术、放射治疗及药物治疗）。早期放射治疗是通过放射性同位素[60]钴产生 γ 射线或由直线加速器产生高能 X 射线和电子线来完成，也叫二维放射治疗技术，照射范围只能产生不同大小的长方形和（或）正方形照射野。但肿瘤生长的范围并不规则，放射治疗在杀灭肿瘤的同时，大量的正常组织也受到损害，导致了相应的放疗并发症。同时，为了避免对正常组织及器官产生不能接受的并发症，有时不得不减少照射剂量，致使肿瘤局部控制率下降或照射治疗后肿瘤复发率增加。

由于影像技术及电子计算机的发展，放射治疗从二维走到三维及四维治疗技术，即三维适形放射治疗、调强放射治疗、影像引导下放射治疗及自适应放射治疗等。换句话说，更准确、更精确的照射，能更好地照射肿瘤、同时更少地照射周围正常组织，其结果是提高肿瘤的治愈率，降低对正常组织的副反应。这些新技术的优势在一些肿瘤的治疗方面表现突出，如头颈部癌、前列腺癌等等。同时，这些新技术带来的是要在治疗前作更多细致的工作，如先行 CT（或 PET-CT）定位，在 CT 图像的每一层面上勾画肿瘤及一些正常器官，要用计算机软件即治疗计划系统计算出最合适的方案，因而放射治疗准备的时间相对较常规放射治疗长。近年来，发展的立体定向放射治疗，对一些小的肿瘤能治愈而无显著的副反应，如早期非小细胞肺癌等。但应该指出的是，如同所有的治疗方法一样，放射治疗也有其局限性，它也不能治疗所有癌症，需要结合每种癌症的特点，联合手术、药物治疗等方法综合治疗进一步提高疗效。

面对癌症作战的现代策略

储大同，著名肿瘤内科学专家，主任医师，中国医学科学院肿瘤医院内科首席专家

一、癌症的发生发展规律

在我们每个人的身体里，实际上都存在着不同的突变细胞。一旦身体的免疫监视功能不能发现、攻击这些突变细胞的时候，它就会由一个变两个，两个变四个，四个变八个，呈指数级增长，在很短的时间内就能变成肿瘤。直径 1.5 厘米的一个球形结节就已含有 35 亿癌细胞（$3.5×10^9$）了。这时候就可以被螺旋 CT、核磁共振扫描、PET/CT 等先进的仪器发现了。大家想想 35 亿癌细胞是个很大的数量！一些患者来就诊时已是癌症晚期，肿瘤细胞的计数远远超过这个数量，甚至能按斤计，肿瘤细胞数长到 12 次方，人就牺牲了。我们平常治疗肿瘤怎么治？早期可以切除，争取治愈。但当肿瘤细胞数量到 11 次方时已经转移得到处都是，没有切除的机会了。这时就应该使用有效的全身治疗手段，如化疗、靶向治疗、生物免疫治疗等，把肿瘤细胞的数量杀到 10^9 数量级以下，再想法不让它抬头。如果原发肿瘤在肺，我们称之为肺癌，可能转移到肝脏，也可能转移到骨头、转移到脑部。但是这里应该走出一个误区，癌细胞转移到肝脏的时候不能叫肝癌，只能说是肺癌的肝转移，以此类推。转移到全身各处以后，癌细胞总数量达到 11、12 次方时那是非常晚期的，因此，我们特别强调，肿瘤要早期发现，早期治疗。

二、不要谈化疗就色变，你有机会重振免疫力

一旦到了晚期，是否就完全不能治愈，就只能放弃了？当然

不是！其实，得了肿瘤，打仗的战略设计非常重要！怎么掌握好治疗手段-肿瘤组织-机体免疫力的三点平衡是一个极其重要的方面。很多人一听化疗都谈虎色变，觉得不能做。实际上我们要分析，肿瘤能够抑制机体免疫功能，肿瘤发展得越严重越抑制免疫功能！反过来，免疫功能提高了也能抑制肿瘤。比如放疗和化疗，既能够攻击肿瘤，对自己的免疫功能也是打击。所以治疗中机体的免疫功能跟治疗手段、肿瘤之间是三点平衡的关系。你不能光看放、化疗对身体的伤害。肿瘤被消灭以后，肿瘤对免疫功能的抑制就自然而然解除了。而放、化疗结束后它们对免疫功能的伤害也立即解除。所以我们任何一位患者在治疗时一定要把三点平衡的关系分析好。手术作为重要的治疗手段把肿瘤的大本营切掉，肿瘤细胞的数量急剧下降，对免疫功能的抑制一下子就被解除了。这时候再用放疗、化疗，进一步消灭残存肿瘤，虽然对免疫功能可能造成一定程度的暂时性抑制，但把肿瘤消灭以后，使肿瘤细胞的数量更进一步减少，这样肿瘤对免疫力的抑制更进一步得到解放。细细掂量如果用各种手段把转移灶中癌细胞总数减少到 3.5×10^9 以下，身体是完全有机会恢复免疫功能的！

三、利用高科技时代优势与肿瘤长期和平共处

对癌症作战的现代战争是建立在常规武器和信息网络系统高度协同配合的战略设计之上的。即科学合理地将手术、化疗、放疗与生物靶向治疗、免疫治疗、中医药治疗等有机地结合，达到全歼肿瘤并长期压住肿瘤的发生细胞（干细胞），使其永不抬头。之所以很多人的晚期肿瘤被治愈，就是因为将肿瘤细胞数量消灭到 35 亿左右后，再通过各种手段压住肿瘤干细胞并将免疫功能恢复到患肿瘤之前的状态。这时候残留肿瘤细胞的数量和机体免疫功能实际上已经达成了一个新的平衡状态。而这种平衡状态，在分子靶向治疗的时代，你如果有能力、有信心去努力，在医生的帮助下是完全可以争取实现的。也就是说，到那时你的机体与肿瘤已经成了长期和平共

处的双方，而这种状态经过努力完全可能持续一辈子。

分子靶向治疗是近年来的新生事物。由于科学家们发现了很多癌基因能驱动肿瘤的生长，因此就把它们叫做驱动基因。可喜的是也有很多新药能针对这些基因起到抑制作用，有效率都能在 50%～70%，控制率都能达到 80%～95%，均远远超过化疗。目前临床常用的分子靶向药物也已经有十几种。即使没有驱动基因存在的肿瘤，用一些影响微环境的靶向药物把它们的信号传导通路阻断，也能配合化、放疗作战而大大提高它们的疗效。

国际上有资料显示有些老人去世时不是因为肿瘤死亡，而是因为糖尿病、心血管疾病等原因。但在做尸检时却发现这些老人中很多人患有乳腺癌、前列腺癌等恶性肿瘤，但他们并不是死于癌症，而是死于其他疾病，这些人体内的癌细胞恰恰处于 35 亿左右的数量。这说明什么问题呢？说明他们生前有能力长期与这些癌症抗衡，达到一辈子和平共处的目的。在当代高科技发展的分子靶向治疗时代，就更具有做到这点的物质基础了。展望未来，让谈癌色变即将变成历史吧。

防治肿瘤，从改变自己做起

唐平章，著名头颈肿瘤外科专家，主任医师，中国医学科学院肿瘤医院前院长

说起肿瘤，大家心里不免咯噔一下，说是"谈癌色变"恐怕也不为过吧。虽然目前对肿瘤的诊治水平已经有很大提高，总体上一半以上的恶性肿瘤患者能够被治愈，但离彻底攻克它还有很长的路要走。下面结合我个人30余年的临床经验，就肿瘤预防、诊治谈一些自己的看法。

肿瘤有恶性和良性之分，良性肿瘤一般不会对生命造成太大损害，恶性肿瘤也就是我们通常说的癌症。癌症是人体生长到一定时机体细胞发生转化引起的肿瘤，生长不受限制而且容易出现转移，即使治疗后也可能复发。癌症病因复杂，其发生有些协同因素，它们或单独引起或加速癌症的发生。这些因素包括烟酒刺激、电离辐射、不当的生活方式和饮食习惯等。预防癌症的第一步就是减少这些因素的刺激。如吸烟可引起口腔癌、喉癌、肺癌等多个脏器肿瘤，过量饮酒可引起口腔癌、下咽癌、食管癌等，而长期食用腌制食品和食管癌的发生关系密切。特别是大量烟酒刺激，临床上可见有的患者每天喝半斤到一斤酒，吸1~2包烟。下咽和食管黏膜在长期刺激下发生病变导致癌症的多点发生。电离辐射虽然普遍存在于我们生活当中，如医院的X线检查、CT、核素扫描、家庭装修中的不合格石材等，我们也基本上不会想到过多接触会对自身造成什么影响，但甲状腺癌、白血病的发生与它的确有明显关系，尤其是对胎儿、儿童影响最大。1986年，前苏联切尔诺贝利核事故就是个例证，事故发生后的二十年间，

该地区周边儿童的甲状腺癌发生率升高了几十倍。还有不良的饮食习惯，如吃饭太快、经常吃烫得食物、偏食、不爱吃水果等，均会对上消化道黏膜产生不良影响。预防癌症，还要保持健康向上的生活态度，经常锻炼身体，培养乐观的心态。积极乐观的情绪可以调节因压力而分泌的皮质醇和肾上腺素等激素的水平，增强机体免疫力。而有积极乐观心态的人身心更健康，死于心血管疾病的机率更低，肺部功能也更健全。预防癌症，应当定期体检，做到早诊、早治。有些癌症也有一定遗传性和家族性，癌症患者的子女较普通人得癌的机率更大，因此应当定期**筛查**，发现后尽早处理，治疗效果也会比较理想。

如果已诊断明确是癌症，应当如何应对呢，有四点建议提供给大家：

首先，建议初次就诊患者应当在有肿瘤治疗经验的正规医院就诊，切莫病急乱投医。对肿瘤的初次治疗十分关键，但由于国内医疗条件地区差异较大，不规范治疗屡见不鲜，患者可能因此而遭受多次治疗的苦痛，疗效一次比一次差。此外，误信游医、偏方、小广告，这些常常含有"包治""不用手术、放化疗""即刻缓解痛苦""祖传秘方"等诱人宣传，经常散布于医院周围，不仅给上当者造成经济巨大损失，更重要的是贻误最佳治疗时机，早期变晚期，能治疗的变成不治之症。目前治疗肿瘤的主要方法包括手术、放疗、化疗、分子靶向治疗等，主要根据患者的个体状况，肿瘤的部位、类型、分期采用不同的治疗方法。如早期喉癌可采用单纯手术、单纯放疗或激光治疗的方法，而晚期喉癌应用手术和放疗相结合的综合治疗；绝大部分甲状腺癌可单纯手术治疗，无需放、化疗，如病变侵犯广泛时可在甲状腺全切除后行^{131}I核素治疗。不同肿瘤均有一定的诊治规范，我院的综合查房制度更加保证这些患者得到个体化、科学、合理和有效的治疗方案。综合查房制度是我院针对复杂、疑难或需要多学科共同讨论的病例，召集包括外科、放疗科、肿瘤内科、诊断科、病理科医师一起研讨确定治疗方案的查房制度，特别是针对像下咽癌、乳腺癌、肺癌等这些需要多学科综合治疗的病种，在查房过程中确定患者的肿瘤范围、手术切除范围、功能重建方法、放化疗时机等等，使得患者在开始治疗前就确定了完整的治疗方案。

其次，肿瘤患者治疗时应做好家庭内部计划，安排好人员和经济保障。治疗肿瘤时间短则一两周，长则数年，通常为 1~2 个月。治疗时应安排好家人进行照顾和护理，家人的陪伴和呵护也是对身心遭受癌症折磨患者的一种安慰。虽然说现在来看病不至于砸锅卖铁、出卖房子家当，全民医保也覆盖了中国 90% 以上的人口，但治疗肿瘤的费用在几千至数百万不等，诊断措施有廉、有贵，一些化疗药物每个疗程都在几万以上，对一个普通家庭也是一笔不小的花销，因癌致贫常有发生，所以应当根据患者家庭经济状况量力而行，不要影响家庭其他成员的基本生活保障，医生们也会根据患者家庭的实际情况制订相对合理的诊治方案。

再次，肿瘤患者治疗后应坚持定期复查，因为肿瘤治疗失败 50% 以上是因为复发引起，而复发多在治疗后的 5 年之内，部分复发患者还可通过治疗达到根治效果，因此建议治疗后 1~2 年内每 3 个月复查 1 次，2~5 年内每半年复查 1 次，5 年以上的患者每年复查一次，坚持严格的复查制度是提高治疗效果的另一保证。

最后，对于某些特定肿瘤，肿瘤患者应习惯和学会与瘤共存，调整心态，提高生活质量。临床表现最突出的是结节性甲状腺肿（良性），目前甲状腺肿瘤的发病率全世界都在升高，特别是结节性甲状腺肿，由于其生长缓慢，可以几年甚至几十年缓慢生长，对患者的生活及工作影响不大，而手术治疗又不易彻底切除，还存在复发可能，因此临床目前均建议观察，不必要手术。

患者应该调整心态，做到和肿瘤"和平共处"。另外，还有一些特殊类型的肿瘤，如腺样囊性癌，容易出现远处转移，也是生长缓慢，对放、化疗并不敏感，临床上尚没有行之有效的治疗措施，但肿瘤的发展非常缓慢，这段时间非常长，因此患者应当学会坦然面对，提高这段生活质量，千万不要自己吓唬自己。

总之，肿瘤的防治都要必须从改变自己做起，谚语说"自助者，天助之"也就是这个意思，不仅要保持乐观向上的心态，健康良好的生活方式，尽量节制烟酒等不良刺激，更要在患病后保持清醒的头脑，做好长期抗癌的准备，在正规的医院制订科学合理的治疗方案，并定期**随访**。相信这些措施一定能达到目前最好的治疗效果！

勇气创造奇迹　科学铸造明天

赵平，著名腹部肿瘤外科专家，主任医师，全国政协委员，中国医学科学院肿瘤医院前院长

刘晓林先生是一位优秀的教师，他培养的学生可谓桃李满天下。然而，这位受人爱戴的人却突遭横祸，使他陷入苦难之中。去年过生日，一杯酒下肚，刘晓林先生感到胃部灼痛。他的一个学生安排他去一家医院做检查，这位学生是这家医院的院长，为老师跑前跑后。做胃镜时发现老师的胃窦部有溃疡，**活检**病理证实是腺癌。尽管她没有告诉老师真相，刘晓林先生还是从那张苦笑的脸上发现了破绽。刘晓林先生偷偷从病例中看到那些可怕的字眼，犹如晴天霹雳，晕倒在医院。他不能相信自己得了癌症，他一生没有做过坏事，也没有休过一天病假，怎么会"突然得了癌症？"一定是医院搞错了。他又去了几家医院，医生们都说第一医院的诊断是准确的。刘老师顿时觉得世界马上陷入黑暗与恐怖之中。尽管家人苦苦相求、相劝，朋友送来的补品堆满房间，刘晓林先生还是惶惶不可终日，茶饭难进。他有时觉得如果不吃饭也许会饿死肿瘤，他整天抱着肿瘤书籍苦苦探寻，祈望找到治疗癌症的绝招。然而，他却始终没有听从医生的劝导去做手术治疗。表姐告诉他，"癌症一做手术就会扩散全身。你姐夫要是不做手术也不会死的那么快！"肿瘤医院门口有不少"热情的人"推荐治疗癌症的祖传秘方，他们许诺包管治好刘老师的病，还向他出示已经治愈癌症患者的心得体会。刘老师彻底迷茫了，在困惑中花掉几万块钱也没有觉得见效。有个得甲状腺癌的同学已经活了5年，在他的劝导下，刘晓林去青海的一个寺庙求助保

佑，据说不少癌症患者喝了那里的"圣水"后癌症消失了。折腾了几个月，有一天刘晓林发现大便呈柏油状，同时他感到心慌、气短，家人看他面色苍白，出冷汗，把他送进医院，送进手术室。手术中发现胃癌已经扩散，并转移到肝脏。最佳的治疗时机不幸被错过了。

导医的忠告：癌症的发病率受社会发展的影响在继续上升，尤其是人口老龄化和工业化进程导致癌症的新发人数与年俱增。当我们不幸患了癌症，重要的是不能被吓倒。癌症是可以治愈的，世界卫生组织提出 40% 的癌症通过早诊、早治可以治愈，可以长时间生存。因此，癌症不等同于死亡。刘老师如果得知患高血压、糖尿病，他不会面临天崩地裂的恐惧，更不会丧失理智乱投医。然而，值得注意的是现在癌症已经正式被列入慢性非传染性疾病的系列，说明许多人认为得了不治之症，被死亡的阴魂吓破了胆。美国发现在尸检时许多人患有癌症，生前没有症状或没有被诊断，说明即使身体内有肿瘤，与瘤共存也不是天方夜谭。癌症是恶魔，但是与其吓死，不如抗争求活。最近 20 年，恶性肿瘤的诊治有跨越式进步，放射治疗设备的进步使恶性肿瘤的放射更加精确和有效；放射治疗的治愈率不断提高。肿瘤内科治疗也努力规避化疗对于全身的副作用；靶向治疗的效果不断创造出惊人的奇迹。外科手术仍是肿瘤治疗的首选方案，外科对器官的人文保护使许多患者减少残疾和心理伤害。多学科的综合治疗使治疗的方案更加合理、更加有效。作为肿瘤专科医生，我们可以说许多肿瘤已经能够治愈。虽然，对于刚刚发现肿瘤的患者，医生常常按家属的意愿用善意的"谎言"掩饰病情真相；但是并不等于医生失去治愈的信心；我们的经验不仅已经可以让许多患者得到长期的生存，而且我们已经注意到关注肿瘤患者的生活质量。保留乳房的乳腺癌手术、保留肛门的直肠癌手术都已经在临床广泛应用。微创治疗也大大减少患者的创伤而达到治疗的效果。北京的抗癌乐园有上万名会员都是癌症患者，他们不仅一起抗争癌症，而且他们还组织文艺活动、体育锻炼改善身体机能，调节心理状态，使越来越多的肿瘤患者赢得生存，也享受了生存的质量。抗癌是一场没有硝烟的战争，争取活下去，能够赢取第二次生命的人就是英雄。勇气创造奇迹，科学铸造明天。

十二、名词解释

1.备皮： 手术前将手术部位按要求剃除体毛及清洁局部皮肤，以减少术后感染的机会。

2.表皮生长因子受体（EGFR）： 指正常上皮细胞/或来源于上皮组织的肿瘤细胞表面表达的一种蛋白质。它与血液中或肿瘤细胞自身分泌的一种叫做表皮生长因子的物质具有配对结构，能被表皮生长因子识别并和它结合，因此叫做表皮生长因子受体。

3.冷冻检查： 又称冷冻切片检查，即手术中将切下的组织经低温快速冷冻后行快速病理检查，是绝大多数疾病在手术中明确诊断的方法，大约30分钟即可出结果。

4.肠道准备： 检查或治疗前需要做肠道的清洁准备工作。

5.肠屏障功能： 是指肠道上皮具有分隔肠腔内物质，防止致病性物质侵入的功能。正常情况下肠道具有屏障作用，可有效地阻挡肠道内寄生菌及其毒素向肠腔外组织、器官移位，防止机体受内源性微生物及其毒素的侵害。肠道除消化吸收功能外，其功能完整的黏膜屏障可防止细菌入侵，也防止吸收毒素。

6.触诊： 医生用手指或触觉为患者进行体格检查的方法。

7.电解质紊乱： 是指血液中的离子，如钾、钠、碳酸氢盐、钙、镁、磷、氯出现异常升高、降低或比例失衡。出现电解质紊乱后患者会出现一系列不适症状。

8.放射性浓聚： 指病变部位摄取放射性药物高于正常组织。

9.非实体肿瘤： 经影像学检查及触诊无法看到或扪及到的肿瘤，如白血病等。

10.分子影像学： 是近年来出现的交叉学科，它将分子生物学和影像医学有机结合，在分子及细胞水平研究疾病的发生、发展、转归。

11. **芬太尼族**：包括芬太尼、阿芬太尼、苏芬太尼和瑞芬太尼等药物。

12. **辐射损伤**：指由电离辐射所致的急性、迟发性或慢性的机体组织损害。

13. **富含维生素 B_{12} 的食物**：包括肉类食物，但植物性食品中基本不含维生素 B_{12}。

14. **富含维生素 B_1 的食物**：有豆类、坚果类、芹菜、瘦肉、动物内脏、小米、大白菜、发酵食品等。

15. **富含维生素 B_2 的食物**：有动物内脏、猪肉、小麦粉、大米、黄瓜、鳝鱼、鸡蛋、牛奶、豆类、油菜、菠菜、青蒜等。

16. **富含维生素 B_6 的食物**：有鸡肉、鱼肉、牛肉、燕麦、小麦麸、麦芽、豌豆、大豆、花生、胡桃等。

17. **富含维生素 C 的食物**：主要是新鲜的蔬菜和水果，如西红柿、青菜、韭菜、菠菜、柿子椒、柑桔、橙子、柚子、红果、葡萄等。

18. **富含维生素 E 的食物**：有各种油料种子及植物油，如麦胚油、玉米油、花生油、芝麻油、豆类、粗粮等。

19. **富含维生素 K 的食物**：有牛肝、鱼肝油、蛋黄、乳酪、海藻、菠菜、甘蓝菜、莴苣、香菜、藕等。

20. **干性脱皮**：是指皮肤的轻度放疗反应，表现为受到照射部位的皮肤出现鳞屑样的表皮脱落，脱落处皮肤干燥，没有渗出。

21. **高蛋白、易消化和易吸收的食物**：主要包括巧克力、酸奶、蛋白粉、豆腐、鱼肉等食物。

22. **高危因素**：是指患某种疾病危险性高的因素，该因素与疾病的发生有一定的因果关系，当消除该因素时，疾病的发生机率也随之下降。

23. **根治性放射治疗**：能达到治愈肿瘤的目的，患者接受放射治疗后有希望获得长期生存的结果。

24. **功能影像学**：可以评估脏器某些功能的影像学检查手段，如 PET-CT 等。

25. **骨髓抑制**：是指骨髓中的血细胞前体的活性下降，导致外周血细胞数量减少，是化疗药物的常见毒副反应。实验室检查表现为白细胞减少、血红蛋白降低、血小板减少。

26. **过敏反应**：是指已免疫的机体在再次接受相同物质的刺激时所发生的反应。反应的特点是发作迅速、反应强烈、消退较快。表现为胸闷、心悸、呼吸困难、瘙痒、皮疹等。

27. **含钾食物**：含钾丰富的水果有草莓、柑橘、葡萄、柚子、西瓜、香蕉、番茄、硬柿、龙眼、香瓜、枣子、橙子、芒果等。含钾比较丰富的蔬菜有菠菜、山药、毛豆、苋菜、大葱等。

28. **含维生素 A 的食物**：有动物肝脏、奶、胡萝卜、西红柿、柿子、鸡蛋等。

29. **含纤维素食物**：蔬菜类食物富含纤维素，如笋、辣椒、蕨菜、菜花、菠菜、南瓜、白菜、油菜等。

30. **含锌食物**：食物中含锌较多的有牡蛎、胰脏、肝脏、血、瘦肉、蛋、粗粮、核桃、花生、西瓜子等。

31. **后装放疗**：主要用于针对宫颈癌、子宫内膜癌的放疗。先将布放射源的容器放入阴道、子宫或肿瘤内，再将放射源通过管子送入容器内而达到宫颈、子宫等部位进行的放射治疗。

32. **缓释制剂**：指口服后能够按照要求缓慢地非恒速释放药物，与相应的普通制剂比较，给药频率至少减少一半或有所减少，且能显著增加患者的顺应性或疗效的制剂。

33. **活检**：活体组织检查简称"活检"，是指应诊断、治疗的需要，从患者体内切取、钳取或穿刺等取出病变组织，进行病理学检查的技术。

34．**基础代谢**：指人在安静状态下的代谢状态。

35．**假阳性**：指由于多种原因造成将阴性结果误判为阳性，而假阴性则是指将真正的阳性结果误判为阴性。临床上应用的任何技术都很难做到 100% 正确，故偶尔会有假阳性或假阴性的结果。

36．**假阴性**：某项检查的结果实际上应该是阳性的，但由于操作、仪器、个人身体特性等原因导致结果呈阴性。

37．**禁忌证**：指不适宜于采用某种诊断或治疗措施的疾病或状况。

38．**巨噬细胞集落刺激因子**：是一种促进人体造血细胞增殖和分化的细胞因子，具有刺激粒细胞、单核巨噬细胞成熟，促进成熟细胞向外周血释放，并能促进巨噬细胞及嗜酸性细胞的多种功能。临床主要用于预防和治疗肿瘤放疗或化疗后引起的白细胞减少症、预防白细胞减少可能潜在的感染并发症，以及促进因感染引起的中性粒细胞减少的加快恢复。

39．**开放性手术**：即传统的开刀手术，用刀从身体表面逐层切开，显露要手术的部位，通常伤口较大，创伤也较大，瘢痕大。开放性手术是相对于腔镜手术来讲，腔镜手术伤口相对要小很多，愈合也较快，损伤小。

40．**抗血小板聚集**：是指有抗血栓形成的作用。

41．**空腔脏器**：是指管腔状的器官，脏器内部含有大量空间，如胃、肠、膀胱、胆囊等。

42．**控释制剂**：是通过定时、定量、匀速地向外释放药物的一种剂型，它能使药物在血液中的浓度恒定，没有波动现象，从而更好地发挥疗效。

43．**淋巴结清扫术**：指切除某种恶性肿瘤易于发生转移或已经发生转移的某部位淋巴组织及周围的脂肪、神经、血管等组织的手术。

44．弥散性血管内凝血（DIC）：是指在某些致病因子作用下凝血因子和血小板被激活，大量可溶性促凝物质入血，从而引起一个以**凝血功能**失常为主要特征的病理过程（或病理综合征）。在微循环中形成大量微血栓，同时大量消耗凝血因子和血小板，继发性纤维蛋白溶解（纤溶）过程加强，导致出血、休克、器官功能障碍和贫血等临床表现的出现。

45．免疫组化：是应用免疫学基本原理——抗原抗体反应，即抗原与抗体特异性结合的原理，通过化学反应使标记抗体的显色剂（荧光素、酶、金属离子、同位素）显色来确定组织细胞内抗原（多肽和蛋白质），对其进行定位、定性及定量的研究，称为免疫组织化学技术。

46．凝血功能：人的血液有自动凝固的功能，如正常情况下人受到外伤致出血时，血液会自动凝固而止血。而某些血液病患者，血液中的促进血液凝固的因子发生异常，可出现出血不能自止的情况。

47．腔镜检查：利用人体天然形成的通道或通过微小切口将特殊的腔镜器械导入人体内进行的检查，如膀胱镜检查、宫腔镜检查、腹腔镜检查等。

48．弱阿片类药物：抗镇痛作用弱的阿片类药物，以可待因为代表。

49．筛查：是指通过询问、查体、实验室检查和影像学检查等方法对"健康人"针对某种或某些疾病有目的进行的检查，是早期发现癌症和癌前病变的重要途径。

50．神经毒性：通常是指药物的副作用。是指药物或治疗（如放射治疗）除了正常的治病作用外，对人体神经系统所带来的损伤。

51．肾毒性：临床表现轻重不一，轻度时可为蛋白尿和管型尿，继而可发生氮质血症、肾功能减退，严重时可出现急性肾衰和尿毒症等。肾毒性可为一过性，也可为永久性损伤。可导致肾毒性的常见药物有某些抗菌药、抗肿瘤药、解热镇痛抗炎药、麻醉药、碘化物造影剂、碳酸锂等。

52. **生化全套**：是指用生物或化学的方法来对人进行身体检查，生化全套检查内容包括：肝功能（总蛋白、白蛋白、球蛋白、胆红素、转氨酶）；血脂（总胆固醇、甘油三酯、高和低密度脂蛋白）；空腹血糖；肾功能（肌酐、尿素氮）；尿酸；乳酸脱氢酶；肌酸激酶等。

53. **生命体征**：是用来判断患者的病情轻重和危急程度的指征，主要包括有体温、脉搏、呼吸和血压，是维持生命基本征候，是机体内在活动的客观反应，是衡量机体状况的重要指标。

54. **生殖因素**：指月经初潮年龄、第一胎的生育年龄、未生育、产后未哺乳、月经周期短、绝经后雌激素水平高等。

55. **适应证**：指某一种药物或诊断治疗方法所能诊断治疗的疾病范围或疾病状态。

56. **随访**：指医生在对患者进行诊断或治疗后，对患者疾病发展状况、治疗后恢复情况等继续进行追踪观察所做的工作。

57. **听诊**：是医生用耳或听诊器来探听人体内自行发出的声音来判断是否正常的一种诊断方法。

58. **痛阈**：是指引起疼痛的最低刺激量。痛阈的高低因人而异，且受多种因素影响，比如年龄、性别、性格、心理状态以及致痛刺激的性质等。

59. **透皮给药**：是指将药物涂抹或敷贴于皮肤表面，并通过皮肤吸收药物的一种给药方法。

60. **望诊**：医生运用视觉，对人体以及排出物进行有目的地观察，以了解健康或疾病状态。

61. **围手术期**：是指从患者决定接受手术治疗开始，直至手术后基本康复的全过程，时间在术前 5~7 天至术后 7~12 天。

62. 胃肠道反应：本书中胃肠道反应多是指化疗药物常见副作用之一，主要表现为食欲减退、恶心、呕吐、腹胀、腹泻等。

63. 误吸：误吸字面上讲就是错误的吸入呼吸道。吸入物可以是液体、食物、异物等，如果手术，吸入物则是胃内容物，如胃液、食物等可因呕吐而被吸入呼吸道，造成呼吸道阻塞、吸入性肺炎，甚至窒息等严重后果。

64. 纤溶酶原激活物：是由血管内皮细胞合成、分泌、不断释放入血液一种单链糖蛋白，是凝血系统重要的监测指标。人体血液中组织纤溶酶原激活物正常值为 0.3~0.5U/ml（发色底物法）。其临床意义为：降低：提示纤溶活性降低。见于血栓前状态和血栓性疾病，如动脉血栓形成、深部静脉血栓形成、缺血性脑卒中等。升高：提示纤溶活性亢进，见于原发性和继发性纤溶亢进，如弥散性血管内凝血、急性早幼粒细胞白血病、肝病、冠心病、高脂血症、应激反应等。

65. 纤维蛋白溶解系统：血液凝固过程中形成的纤维蛋白被分解液化的过程称纤维蛋白溶解。纤维蛋白溶解的激活物（纤溶酶原和纤维蛋白溶解酶即纤溶酶）和抑制物以及纤溶的一系列酶促反应，总称为纤溶系统。

66. 血管内皮生长因子（VEGF）：是指一种能够刺激血管内皮细胞生长、形成新生血管的蛋白质。

67. 血生化检查：检测除血细胞外存在于血液中的各种离子、糖类、脂类、蛋白质以及各种酶、激素和机体的多种代谢产物的含量的检查。

68. 严重血液学毒性：是指药物对血液系统的毒性作用达到 IV 级（出现血红蛋白<6.5g/dl、白细胞<$1.0×10^9$/L、中性粒细胞<$0.5×10^9$/L、血小板<$25.0×10^9$/L 等改变）。

69. 眼睛的光反射：通常是指眼睛的瞳孔对光线刺激的一种

反应。表现为光线强时，瞳孔缩小；光线暗时，瞳孔放大。

70. 药代动力学：是定量研究药物在生物体内吸收、分布、代谢和排泄规律，并运用数学原理和方法阐述血药浓度随时间变化的规律的一门学科。

71. 要素饮食：一种化学精制食物，含有全部人体所需的易于消化吸收的营养成分，包含游离氨基酸、单糖、主要脂肪酸、维生素、无机盐类和微量元素。主要特点：无需经过消化过程即可直接被肠道吸收和利用，为人体提供热能及营养。

72. 一过性失眠：又称临时性失眠，是一种持续一段时间后可自行缓解的睡眠障碍。它不同于"失眠症"，多半是由心理上或精神上的原因引起，一旦消除了引起失眠的原因，就可以恢复至平日的睡眠状态。

73. 乙肝两对半：是检查乙肝病毒感染的血清标志物。常用的乙型肝炎病毒免疫学标志物包括表面抗原、表面抗体、e 抗原和 e 抗体、乙肝核心抗体五项，因前四项为两对抗原和抗体，加上乙肝核心抗体，故称为两对半，又称为乙肝五项。其检查意义在于：检查是否感染乙肝及感染的具体情况。

74. 应激状态：指人体在受到刺激之后作出的反应，以便适应这个刺激变化的环境。这时候的状态称应激状态。

75. 优质动物蛋白质：动物性食物中含有优质蛋白质、铁、锌、维生素 B_2 等，但缺乏维生素 C，钙的含量也少。

76. 预后：指预测疾病的可能病程和结局，只是医生们依据某种疾病的一般规律推断的一种可能性，这种可能性通常是指患者群体而不是个人。

77. 照射野：在患者接受放疗前，医生会通过 CT 扫描进行病灶部位定位，通过电子计算机计算、规划后会在患者身体表面划定一个将要进行放射治疗的照射范围，这个被划定的区域就叫照射野。

78. **职业危险暴露**：指由于职业关系而暴露在某种危险因素中，从而有可能损害健康或危及生命的一种情况。

79. **中度有氧活动**：在运动过程中，人体吸入的氧气大体与需要的氧气相等，也称等张运动，如步行、慢跑、游泳、骑自行车、跳绳、上下楼梯、健身舞等。

80. **种植**：体腔内器官的恶性肿瘤侵及器官表面时，瘤细胞可以脱落，像播种一样种植在体腔内其他部位而形成的转移性肿瘤病灶。